AF500187

LES NOUVELLES IDÉES

SUR LA STRUCTURE

DU

SYSTÈME NERVEUX

CHEZ L'HOMME

ET CHEZ LES VERTÉBRÉS

DOLE. — TYPOGRAPHIE CH. BLIND.

LES

NOUVELLES IDÉES

SUR LA STRUCTURE

DU

Système nerveux

CHEZ L'HOMME

ET CHEZ LES VERTÉBRÉS

Par le Dr S.-R. CAJAL

Professeur d'histologie à la Faculté de médecine de Madrid,

ÉDITION FRANÇAISE REVUE ET AUGMENTÉE PAR L'AUTEUR

TRADUITE DE L'ESPAGNOL PAR LE Dr L. AZOULAY

Préface de M. MATHIAS-DUVAL

Professeur à la Faculté de médecine de Paris.

Avec 49 figures dans le texte.

PARIS

C. REINWALD & Cie, LIBRAIRES-ÉDITEURS

15, rue des Saints-Pères, 15

1894

PRÉFACE

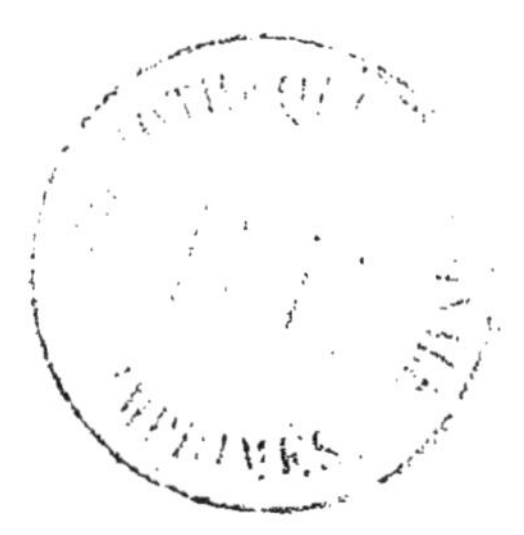

L'étude anatomique des organes du système nerveux est, plus que celle de tous les autres organes, dominée par des préoccupations de physiologie; il s'agit ici des fonctions les plus élevées et les plus complexes, et l'anatomie descriptive, déjà à peu près suffisante pour étudier la physiologie d'un muscle, d'une articulation, ne nous fournit presque aucune donnée pour le fonctionnement probable des conducteurs et des centres nerveux. C'est seulement avec les notions d'histologie, avec la connaissance des éléments, cellules et fibres nerveuses, que l'anatomie commence à donner leurs premières bases aux inductions de physiologie; alors on conçoit l'*acte réflexe*, avec ses conducteurs centripètes et centrifuges, et ses organes centraux, les cellules nerveuses. Dès ce moment l'attention se concentre sur ces éléments centraux : la découverte de Deiters nous fixe sur l'origine des fibres centrifuges ou motrices; reste alors à élucider et les connexions centrales des fibres centripètes, et les rapports des cellules nerveuses entre elles.

Ce problème est singulièrement complexe; par exemple, pour nous en tenir à la moelle épinière, nous trouvons, dans la substance grise, des séries diverses de cellules interposées entre le lieu d'arrivée probable des racines postérieures sensitives et le point de départ bien connu des racines antérieures motrices; mais, de plus, les divers étages de la substance grise sont reliés entre eux et avec les diverses parties de l'encéphale. Par l'embryologie, par l'étude des dégénérescences, l'anatomie est arrivée à localiser dans les cordons blancs les diverses commissures entre les centres gris; mais le point toujours à élucider était le mode de connexion de ces fibres, aussi bien que de celles des racines postérieures, avec l'axe gris, c'est à dire avec les cellules nerveuses.

Ces connexions ont lieu dans une « substance fondamentale » interposée entre les cellules, et qui paraît constituée par un fin réseau émané des prolongements protoplasmiques ramifiés des cellules nerveuses. C'est sur ce réseau que, depuis plus de trente ans, se concentre l'attention des histologistes. Sa finesse, sa disposition serrée, le rendaient inextricable tant que les réactifs employés pour son étude en coloraient indifféremment toutes les fibrilles. Comme pour débrouiller un écheveau de fil, il eût fallu pouvoir suivre un seul prolongement protoplasmique de cellule nerveuse, rendu visible au milieu de ses voisins non révélés par le réactif. C'est par un artifice semblable que l'étude des dégénérescences avait permis de trouver, dans les cordons blancs, des faisceaux bien distincts par leurs connexions et leurs fonctions. Pourrait-on espérer que de même, parmi les cellules nerveuses des centres gris, il serait possible d'en rendre visibles quelques-unes seulement qui, alors, pourraient être suivies dans leurs ramifications et connexions, comme éléments de l'inextricable réseau, et qui pourraient ainsi être débrouillées par cela même que les autres éléments de ce réseau seraient restés invisibles. La méthode de Golgi nous a révélé qu'un résultat si inespéré pouvait être obtenu ; mais la méthode avait besoin d'être perfectionnée, notamment par l'adoption presque exclusive du procédé dit *rapide*, et par l'emploi de la *double imprégnation;* les observations devaient être faites dans des conditions variées, et notamment en s'adressant aux organes en voie de développement. Telle a été l'œuvre de Ramon y Cajal, dont on peut dire qu'il a accompli une véritable révolution dans nos idées sur l'histologie du système nerveux, non seulement eu égard aux données classiques, mais encore eu égard aux premiers résultats obtenus par Golgi lui-même.

D'après les données classiques, dont les travaux de Deiters et de Gerlach avaient été la principale origine, le réseau fibrillaire des centres gris constituerait une série d'anastomoses de cellules à cellules, et la conduction nerveuse se ferait, par exemple, des racines postérieures aux racines antérieures, en passant *par ce réseau fixe* et *par les cellules* dont il émane. Nous disons réseau *fixe* pour indiquer qu'il se serait agi de fibrilles unies entre elles, d'une cellule à l'autre, par *continuité de substance;* et nous notons, si superflu que cela paraisse, que la cellule nerveuse fait partie de ce réseau conducteur, qui est émané d'elle, et dont elle est comme une portion renflée, comme un gros nœud du réseau. En effet, c'est sur ce dernier point que les observations de Golgi vinrent apporter des résultats contradictoires avec les idées reçues, résultats qui n'ont pas été confirmés ; et c'est sur le premier point que les travaux de Ramon y Cajal nous fournissent aujourd'hui des notions entièrement nouvelles, qui, en même temps, ont été contrôlées et confirmées par nombre d'observateurs.

En effet, ayant trouvé que le prolongement cylindre-axe (prolongement de Deiters) de la cellule motrice de la corne antérieure donne des fibrilles collatérales avant de devenir fibre à myéline, et que ces fibrilles collatérales seraient en connexion avec un réseau émané des autres cellules, Golgi fut amené à attribuer une importance exclusive à ce réseau fin, dont la nature serait toute spéciale. Comme on le trouvera exposé à la page 8, et dans la figure 2 du présent volume, ce réseau serait formé non par les prolongements cellulaires dits protoplasmiques et caractérisés par leur épaisseur et leurs varicosités, mais bien par les prolongements cylindre-axe, plus fins, à contours plus purs, que toute cellule nerveuse possède également, et dont chacun se subdivise en fibrilles terminales à une plus ou moins grande distance de la cellule qui lui a donné naissance. Quant aux prolongements protoplasmiques, ils ne s'anastomosent pas d'une cellule à l'autre, mais se terminent librement, le plus souvent au contact des capillaires, et représentent, par leurs ramifications, un appareil de nutrition, un ensemble de racines par lesquelles la cellule nerveuse puise les sucs nutritifs. Ils ne jouent donc aucun rôle dans la conduction nerveuse; la cellule elle-même ne serait que très secondaire dans cette conduction ; sa fonction essentielle serait un rôle trophique; les actes nerveux se passeraient presque uniquement dans le réticule des cylindres axes courts et des collatérales des cylindres axes longs. (Voir le schéma A, de la fig. 2.)

Ces conceptions de Golgi n'ont pas eu un grand retentissement; elles passèrent inaperçues ou accueillies avec méfiance. Elles venaient trop à l'encontre des idées reçues sur le mécanisme des actes réflexes, et réduisaient la cellule nerveuse à un rôle trop secondaire. Cependant, parmi les données anatomiques invraisemblables qu'elles renfermaient, il en était deux dont l'exactitude devait être reconnue : 1° toute cellule nerveuse (à part de très rares exceptions) possède et des prolongements protoplasmiques et un prolongement cylindre axe; 2° les prolongements protoplasmiques ne s'anastomosent pas entre eux.

Ramon y Cajal, qui a démontré l'exactitude de ces deux conclusions, nous a en même temps révélé les véritables connexions des cellules, la véritable signification des réseaux de fibrilles nerveuses. Chaque cellule nerveuse est un petit appareil réflexe, qui reçoit des excitations par des fibrilles centripètes, ou cellulipètes, selon l'expression heureuse de l'auteur, et qui les transmet par des fibrilles centrifuges ou cellulifuges; les premières sont représentées par les prolongements protoplasmiques et leurs ramifications; les secondes, par le prolongement cylindre-axe et ses fibrilles terminales ou collatérales. Dans la substance grise, la transmission se fait de cellule à cellule, en passant des prolongements cellulifuges de l'une dans les prolongements cellulipètes de l'autre, et ainsi de suite, de manière à établir des communications multiples; mais le réseau de communication de cellule à cellule n'est pas fixe, c'est à dire formé d'anastomoses par continuité de fibrilles; il y a seulement contiguité, contact, des arborisations terminales entre elles.

Ce sont là des faits anatomiques que le microscope, sur les préparations par la méthode perfectionnée de Golgi, met hors de doute. Or ces dispositions incontestables se trouvent répondre parfaitement aux préoccupations d'explications physiologiques qui, nous le disions en commençant, dominent toute étude anatomique du système nerveux. Ramon y Cajal a très heureusement insisté sur ce point de vue dans les pages qui terminent le présent volume; et même (page 79) il a montré comment les connaissances qu'il nous a données de l'écorce grise des hémisphères vient singulièrement s'adapter aux desiderata de la psychologie, notamment quant aux modifications histologiques probables des cerveaux doués d'aptitudes spéciales, soit par hérédité, soit par suite de l'exercice et de l'application.

Pour la moelle aussi bien que pour le cerveau, il nous semble qu'on ne saurait trop insister sur ce fait que les rapports de transmissions ont lieu par contiguité et non par continuité des ramifications fibrillaires d'une cellule à l'autre. Si le réseau fibrillaire était fixe, c'est à dire à connexions intercellulaires par continuité, une pareille continuité ne pouvant pas être considérée autrement que comme établie d'une manière définitive, constante, on a peine à concevoir comment l'exercice arriverait à rendre si particulièrement faciles certaines transmissions, correspondant à des actes laborieusement appris, puis qui finissent par se produire presque automatiquement, comme l'action d'écrire, de jouer d'un instrument de musique, etc. Au contraire, avec la simple contiguité des fibrilles terminales de chaque cellule dans le réseau, les voies nerveuses de conduction et d'association nous apparaissent comme pourvues sur leur trajet d'une série infinie de commutateurs, et on conçoit alors que l'exercice puisse accentuer la transmission dans certaines directions plus spéciales, en rapport avec les aptitudes acquises. Avec l'ancienne idée du réseau nerveux à connexions préétablies, fixes et définitives, les résultats de l'éducation demeuraient un problème peu compréhensible : avec les rapports de contiguité de ses éléments, le système nerveux nous apparaît comme pour ainsi dire essentiellement malléable.

Ce sont certainement ces deux ordres de faits, rigueur des démonstrations anatomiques et application satisfaisante de leurs résultats à la physiologie, qui ont fait le succès des découvertes de Ramon y Cajal. Ce succès a été grand, plus grand et plus général qu'on ne l'aurait conçu *a priori*, à une époque où les recherches anatomiques sont spécialisées de tous côtés dans des questions de détail. On peut dire que, de tous côtés, l'attention s'est éveillée sur les travaux de l'histologiste espagnol; des recherches de vérification ont été entreprises dans tous les pays, et elles ont montré le bien-fondé des notions nouvellement révélées. Les savants allemands, d'ordinaire si froids pour ce qui ne vient pas de chez eux, se montrèrent particulièrement intrigués par l'annonce des résultats dus à la méthode de Golgi et de Ramon y Cajal, et entreprirent immédiatement des recherches de contrôle. Plus particulièrement significative a été la part prise à ces travaux nouveaux par Kœlliker qui, après deux importants mémoires, l'un sur le cervelet, l'autre sur la moelle, vient de donner, dans la sixième édition de son histologie, un volume consacré au système nerveux et dans lequel les faits révélés par la nouvelle méthode tiennent la première place.

En France, l'impression ne fut pas moins grande, mais donna lieu à moins de recherches de contrôle. Je crois avoir été le premier, en 1892, à avoir tenu compte, dans mon cours à la Faculté de médecine, des récents travaux de Ramon y Cajal; mon collègue et collaborateur Retterer leur donna une plus large place encore dans ses conférences d'histologie; en même temps nous engagions un des jeunes travailleurs de notre laboratoire, le Dr C. Conil, à essayer la méthode de Golgi; il choisit pour objet d'études le bulbe olfactif, et les résultats précis qu'il obtint, entièrement confirmatifs de ceux de Ramon y Cajal, ont été publiés dans les *Mémoires de la Société de Biologie* (année 1892, p. 179). Puis parurent une série d'articles de vulgarisation, par le professeur Charpy, de Toulouse, dans le *Midi médical;* par Dagonet, dans la *Médecine scientifique*.

Mais c'est à M. le Dr Azoulay que nous devons le plus à

cet égard. Depuis 1891 il avait entrepris des recherches, par la méthode de Golgi, sur le cervelet et la moelle épinière d'animaux adultes et de nouveau-nés. Se tenant rigoureusement au courant de tous les travaux de Ramon y Cajal, il publia, en 1893, les leçons de l'anatomiste espagnol dans le *Bulletin médical* et nous donna ainsi, pour la première fois, une connaissance d'ensemble des résultats acquis par ces méthodes. C'est encore grâce à ses soins que le présent volume a pu voir le jour. Très familier avec les procédés techniques de l'auteur, M. Azoulay a veillé à ce que, dans ce livre, leur exposé en fût aussi explicite que possible.

C'est pour moi un grand honneur que d'avoir été appelé à présenter ce volume aux lecteurs français. Je le fais avec confiance, parce que je suis certain que chacun appréciera la valeur hors ligne de cette publication de recherches essentiellement originales. Il s'agit d'une méthode nouvelle d'investigation; ses résultats fournissent des données anatomiques nettes, précises, et déjà confirmées de tous côtés; ces données concordent avec les notions classiques de la physiologie, les expliquent mieux qu'on n'avait pu le faire jusqu'à ce jour, et sont éminemment suggestives pour les questions de physiologie demeurées encore problématiques. On ne saurait espérer davantage.

Mais au point de vue purement anatomique, nous voudrions insister encore sur la valeur générale des résultats acquis. Nous n'avons, dans les lignes qui précèdent, guère fait allusion qu'à la moelle épinière; pour le cervelet, pour les hémisphères cérébraux, on trouvera la question des connexions cellulaires pareillement élucidée; et toujours de même les fins réseaux nerveux seront ramenés à des arborisations cellulaires disposées de manière à établir des contacts multiples, mais non des connexions de continuité. Pour les organes des sens, mêmes résultats, et nous considérons particulièrement l'étude des couches réticulées de la rétine comme une des plus lumineuses révélations dues à la nouvelle méthode. C'est là surtout que, de par les dispositions anatomiques, apparaît en toute son évidence la légitimité, au point de vue physiologique, des dénominations de prolongements cellulipètes et cellulifuges de la cellule. C'est avec cette étude des éléments périphériques des organes des sens que les conceptions nouvelles sur le système nerveux apparaissent avec tous leurs caractères de netteté démonstrative et de généralité imposante.

Les procédés techniques de Golgi et de Ramon y Cajal sont aujourd'hui connus, ayant été publiés dans tous les travaux de vulgarisation et dans toutes les recherches de contrôle. Mais, très heureusement, l'auteur a trouvé bon de les donner tout au long à la fin de ce volume, avec l'indication des menus détails qui sont les conditions de la réussite. Il est donc permis d'espérer que de nouveaux chercheurs s'engageront dans la voie si franchement ouverte, et que, appliquée plus largement à l'anatomie comparée, à l'étude du développement, la nouvelle méthode nous réserve encore de nombreuses découvertes. Mais si le nom de Golgi reste attaché au procédé de préparation, celui de Ramon y Cajal demeurera comme représentant l'ouverture d'une ère nouvelle de conceptions plus rationnelles sur la constitution du système nerveux.

MATHIAS DUVAL.

Mars 1894.

AVANT-PROPOS

L'étude de la structure du système nerveux chez l'homme et chez les vertébrés en particulier, a pris ces temps derniers un développement remarquable, sous l'influence des nouvelles méthodes histologiques. Il n'est plus permis d'ignorer les découvertes de Golgi, Ramon y Cajal, Waldeyer, Kœlliker, von Lenhossék, His, Retzius, etc., découvertes qui ont totalement bouleversé nos conceptions sur la texture et le fonctionnement des centres nerveux.

Dans le but de faire connaître ces notions nouvelles et de leur donner le plus grand retentissement, nous avions publié dans le *Bulletin médical* de Paris, la traduction française d'un excellent résumé rédigé par le plus génial parmi ceux qui ont appliqué la méthode de Golgi, le professeur Ramon y Cajal de Madrid.

Le succès de cette édition, déjà plus étendue que l'original espagnol, a couronné notre attente et nous a engagé à entreprendre une deuxième édition encore plus considérable. Grâce à l'extrême obligeance du professeur Ramon y Cajal, nous avons pu y introduire les résultats d'un certain nombre de ses recherches encore inédites et de celles d'autres auteurs. C'est donc, pour ainsi dire, un nouvel ouvrage du professeur Ramon y Cajal, écrit en langue française, beaucoup plus complet que la traduction allemande parue dans les *Archiv für Anatomie und Physiologie* du professeur His, et aussi bien plus exact, ce qui est surtout à considérer quand il s'agit d'anatomie microscopique.

Dr L. AZOULAY.

Mars 1894.

INTRODUCTION

Personne ne mettra en doute l'importance extrême que possède la connaissance parfaite de la structure du système nerveux pour l'étude de la physiologie et de la pathologie. Ce système établit un rapport dynamique entre les éléments les plus éloignés de l'organisme, en gouvernant, en réglant toutes les activités cellulaires, et en les faisant conspirer vers le but suprême de la conservation de la vie et de l'espèce.

Mais en dépit de l'importance considérable que possède, sous le triple point de vue anatomique, physiologique et pathologique, la connaissance de ce système, on est forcé de confesser qu'il n'en est aucun autre qui garde autant d'inconnues dont on doive le débarrasser et qui ait été étudié avec moins de fortune.

Le problème cependant si simple de la forme des cellules nerveuses commence seulement aujourd'hui à se trouver dans des conditions de solution prochaine, alors que pour presque tous les tissus, il y a longtemps que l'on peut le considérer comme définitivement résolu.

Le motif de notre retard gît dans la difficulté extrême de l'analyse. Les éléments du cerveau et de la moelle atteignent une taille considérable et leurs expansions fines et ramifiées à plusieurs reprises, constituent par leur entrecroisement pour former la substance grise, un feutrage très serré et d'une complication qui défie toute tentative faite pour poursuivre individuellement les mêmes éléments, et toute intention de vérifier leurs terminaisons.

Si l'on ajoute les filaments nombreux et très ténus des cellules de la névroglie, les fibres nerveuses innombrables qui, provenant d'autres centres, étendent leurs arborisations dans chaque portion de la substance grise; si l'on considère que tous ces éléments sont soudés entre eux par une faible quantité de ciment interstitiel très cohérent; si l'on suppose l'extrême délicatesse et l'altérabilité des corpuscules nerveux, l'on se formera une idée de la complexité rebutante de la substance grise et des difficultés techniques qu'il a fallu surmonter pour projeter quelque lumière dans un domaine aussi obscur.

Mais le problème est d'un intérêt si pressant que, malgré tous ces obstacles, une multitude d'anatomistes et de physiologistes se sont consacrés à l'élucidation de la morphologie et des connexions des cellules nerveuses.

Chaque époque a eu sa méthode analytique préférée, méthode à laquelle elle a dû les progrès réalisés. Avec Gerlach on a inauguré la méthode de coloration au carmin, qui a permis à Deiters de déterminer les deux espèces de prolongements des cellules nerveuses et de vérifier la morphologie véritable des corpuscules névrogliques. A Türck, à Bouchard, à Fleschig, à Charcot, etc., on doit l'application de l'étude des *dégénérescences secondaires* à la détermination du trajet des tubes nerveux dans les centres. Fleschig a institué le procédé, non moins riche en enseignements, de l'étude de la *médullisation* successive des tubes nerveux de l'embryon, procédé basé sur cette particularité que chaque faisceau de fibres d'une même conduction reçoit sa gaîne de myéline à une époque distincte.

Mais ces méthodes, aussi bien que celles qui ont été fondées sur des colorations électives, soit du cylindre axe, soit de la myéline, par l'acide osmique (méthode d'Exner), par le chlorure d'or (méthode de Freud), ou par l'hématoxyline (méthode de Weigert), ne peuvent nous éclairer sur la question la plus importante et qui est celle-ci : Comment se terminent les expansions des cellules nerveuses et de quelle manière finissent les tubes de la substance blanche ?

Sur ce point particulier on ne savait rien d'autre, avant les travaux de l'école italienne, que ce qui avait été mis au jour par les recherches de Deiters, Wagner, Kœlliker, Krause, etc., c'est à dire : l'existence dans toute cellule ganglionnaire des centres nerveux de deux espèces d'expansions : les unes épaisses, nombreuses, ramifiées à plusieurs reprises que l'on appela *protoplasmiques*, et l'autre, plus fine, à contour pur, prolongée par une fibre nerveuse, que l'on nomma *cylindre axe* ou *expansion de Deiters*.

Pour expliquer les connexions intercellulaires on s'imaginait que les expansions protoplasmiques s'anastomosaient entre elles, en formant un réseau serré et continu dans la substance grise. Quant à l'origine des nerfs, on se donnait comme démontré que les nerfs moteurs représentaient la simple continuation des expansions de Deiters, tandis que les nerfs sensitifs étaient le résultat de la réunion, en cylindres axes séparés, des fibrilles du réseau protoplasmique interstitiel.

La figure 1 exprime graphiquement cette façon de penser qui a dominé dans la science pendant plus de trente ans.

Nous vivrions encore dans un tel état de choses si un illustre savant italien, Golgi, n'avait pas imaginé une méthode d'analyse beaucoup plus parfaite que toutes celles qui étaient connues. Quand un morceau de cerveau ou de moelle, durci dans le bichromate de potasse, est plongé pendant vingt-quatre heures dans du nitrate d'argent, il se forme précisément, dans un petit nombre d'éléments de la substance grise — ce qui permet de les distinguer avec la plus grande netteté — un précipité rouge opaque de chromate d'argent qui donne des plus fines expansions cellulaires un dessin d'une beauté et d'une minutie extraordinaire. Grâce à ce précieux secours, Golgi parvint à prouver deux faits très importants :

1° le cylindre axe existe dans toute cellule nerveuse, et à l'égal des expansions protoplasmiques, il émet des ramuscules collatéraux nombreux et très fins; 2° les expansions protoplasmiques ne forment pas de réseau, mais se ramifient à plusieurs reprises en se terminant par des extrémités libres.

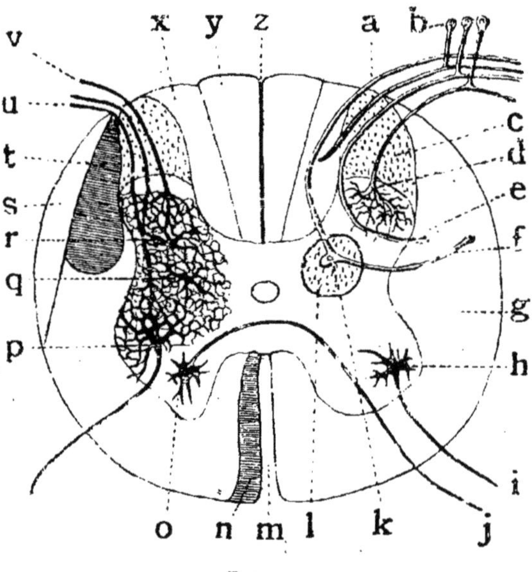

Fig. 1.

Connexions des racines antérieures et postérieures de la moelle dans la théorie ancienne. — Comparer avec la fig. 4.

a fibre radiculaire postérieure dont l'origine serait dans les cellules de la colonne de Clarke; *b* cellules unipolaires des glanglions rachidiens; *d* terminaison d'une fibre radiculaire dans le reticulum de la corne postérieure; *e* fibre radiculaire qui marcherait longitudinalement à travers le cordon latéral; *f* fibre qui, de la colonne de Clarke, se dirigerait au cordon latéral; *g* cordon latéral; *h* cellule radiculaire ou motrice continuée par une fibre *i*; *j* fibre radiculaire antérieure provenant d'une cellule *o* de la corne antérieure du côté opposé; *k* colonne de Clarke; *m* scissure antérieure de la moelle; *n* faisceau antérieur de la voie pyramidale descendante ou cordon de Türck; *p* cellule radiculaire antérieure dont les branches protoplasmiques forment un réseau *q* où se terminent les fibres radiculaires postérieures; *r* cellules de la corne postérieure dont les expansions protoplasmiques s'associent au réseau *q*; *s* faisceau ascendant du cordon latéral ou voie cérébelleuse; *t* faisceau latéral de la voie pyramidale; *u*, *v* fibres radiculaires postérieures se terminant en réseau; *x* cordon de Burdach; *y* cordon de Goll; *z* sillon postérieur de la moelle.

Quant au mode de connexion des cellules et des fibres, ce savant, influencé encore par la théorie réticulaire de Gerlach, admit, à la place d'un réseau interprotoplasmique, un réticulum formé par l'entremêlement des ramuscules collatéraux et terminaux des fibres nerveuses ou cylindres axes, avec la réserve cependant que ce réseau pouvait n'être qu'une simple hypothèse anatomique. De la sorte, le corps cellulaire et les expansions protoplasmiques restaient exclus de toute participation à la transmission du mouvement nerveux. Leur rôle, d'après l'opinion du savant précité, serait purement nutritif.

Comme nous le démontrerons plus loin, l'histologiste italien ne sut pas rompre tout à fait avec la tradition. Déjà, certains histologistes annonçaient, dès l'année 1885, la possibilité que les fibres nerveuses et les cylindres axes se terminent librement comme les expansions protoplasmiques. His et Forel soutinrent cette doctrine, le premier, en se fondant sur ses études histogéniques qui lui montraient toujours les neuroblastes comme des éléments indépendants avant la production des expansions protoplasmiques; le second, en se basant sur cette considération négative que jamais il n'avait vu dans la substance grise la moindre trace de réseau nerveux interstitiel. Mais ni His ni Forel ne purent trancher définitivement la question, car ils ne parvinrent pas à faire la démonstration des arborisations terminales des cylindres axes ni des connexions médiates qu'elles établissent autour des corpuscules nerveux. C'est là l'œuvre que nous avons réalisée, pour le cerveau, la moelle, le bulbe olfactif, la rétine, les centres optiques, le grand sympathique, etc., etc., où nous sommes arrivé à démontrer, sans laisser prise au moindre doute, les véritables terminaisons des fibres nerveuses. Nos idées qui, à l'époque où nous eûmes l'honneur de les publier, parurent quelque peu risquées, ont reçu maintenant droit de cité dans la science. Ainsi les travaux ultérieurs des auteurs dont les monographies sont déjà nombreuses, et surtout ceux de Kœlliker, His, Lenhossék, van Gehuchten et Retzius et ceux de mon frère et Claudio Sala ont confirmé et étendu nos recherches et ont, en outre, révélé de nouvelles et importantes dispositions de structure (1). Nous pensons donc qu'il n'est pas inutile de montrer l'état actuel de nos connaissances sur la structure du système nerveux en nous restreignant aux données les plus essentielles et aux résultats qui peuvent être considérés comme entièrement prouvés.

(1) Nos études sur la moelle, le cerveau, le cervelet, le bulbe, la corne d'Ammon, la rétine de l'enfant, de l'agneau, du cheval, du bœuf, à l'aide de la méthode au chromate d'argent et au sublimé, nous ont permis de vérifier l'exactitude parfaite des descriptions suivantes. Nous ajouterons que les figures de structure qui accompagnent le texte et qui semblent si schématiques, le sont en réalité *moins* que les préparations mêmes. — Azoulay.

I. — MOELLE ÉPINIÈRE

Les travaux de Golgi ont mis en lumière bien des points de la structure de la moelle, étendant et confirmant un grand nombre des acquisitions antérieures. Voici quelle était la conception de cette structure médullaire.

La substance blanche serait constituée par la réunion des cylindres axes des cellules de la substance grise, cylindres axes qui, horizontaux près de leur origine, se couderaient pour devenir verticaux.

Dans la substance grise il y aurait à distinguer deux régions : une *corne antérieure* avec des cellules à cylindre axe long continué ou par une fibre de la racine antérieure ou par un tube nerveux des cordons antéro-latéraux (cellules motrices de Golgi) et une *corne postérieure* où la plupart des éléments cellulaires présenteraient un cylindre axe fin; après de rapides et nombreuses divisions, ce cylindre axe perdrait son individualité; il n'irait pas dans la substance blanche, mais prendrait part à l'édification du réseau interstitiel admis par Golgi dans la substance grise (cellules sensitives de Golgi).

Les racines postérieures qui, comme on le sait bien depuis les recherches de Ranvier, Lenhossék, His, etc., représentent les branches internes de la bifurcation de l'expansion unique des cellules des ganglions rachidiens, pénétreraient dans la substance grise. Là elles se ramifieraient et s'anastomoseraient avec les ramuscules collatéraux des cylindres axes provenant des cellules motrices de la corne antérieure. Elles établiraient ainsi l'arc sensitivo-moteur, voie ordinaire des réflexes.

De cette façon, l'excitation sensitive arrivée à la moelle ne serait pas forcée de parcourir un autre trajet que celui du réticulum des fibrilles nerveuses de la substance grise, trait d'union entre les branches terminales des radiculaires postérieures et des collatérales des radiculaires antérieures, les expansions protoplasmiques des éléments nerveux restant étran-

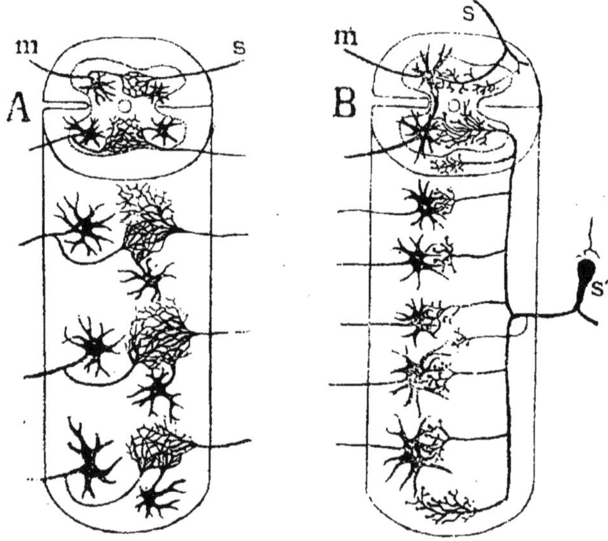

Fig. 2.

A. Opinion de Golgi relativement à la communication des racines antérieures avec les postérieures; *m* fibre radiculaire antérieure; *s* fibre radiculaire postérieure, unies à l'aide des réseaux que font dans la substance grise les ramifications terminales de la collatérale rétrograde de la fibre radiculaire antérieure *m* et celles de la fibre radiculaire postérieure *s*; à ces réseaux participent les arborisations du cylindre axe fin des cellules sensitives de la corne postérieure.

B. Conception actuelle des rapports établis entre les radiculaires postérieures et les antérieures; *s* cellule unipolaire d'un glanglion rachidien; *m* fibre radiculaire antérieure. La fibre centripète de la cellule ganglionnaire *s*, en arrivant dans la racine postérieure de la moelle, au niveau du cordon postérieur, se bifurque en une branche ascendante et une branche descendante donnant à angle droit des collatérales fines horizontales qui se portent vers les cellules motrices de la corne antérieure pour les entourer de leurs arborisations terminales; le tronc de la fibre radiculaire postérieure lui-même, donne naissance à quelques collatérales de même attribution.

gères à toute conduction. Ces idées sur la structure et le fonctionnement de la moelle épinière ont été représentées dans les figures 1 et 2 *A*.

Nos travaux sur la moelle épinière datent de la fin de l'année 1888. Avant d'entreprendre des recherches sur ce point spécial, nous avons étudié le cervelet des embryons d'oiseaux et de mammifères, et les résultats obtenus, relativement à la morphologie des cellules nerveuses et au mode de connexion des fibres, modifiaient notablement le schéma de Golgi, en nous conduisant à une notion de la structure des centres nerveux beaucoup plus en harmonie avec les faits d'observation. Nos travaux démontrèrent que :

1° Les cellules nerveuses sont des unités indépendantes, ne s'anastomosant jamais ni par leurs rameaux protoplasmiques, ni par leurs expansions nerveuses ou cylindres axes;

2° Tout cylindre axe se termine par des arborisations variqueuses et flexueuses à la façon des ramifications nerveuses de la plaque motrice des muscles;

3° Ces arborisations s'appliquent soit sur les corps, soit sur les expansions protoplasmiques des cellules nerveuses, établissant des connexions *par contiguïté, par contact*, aussi efficaces que pourraient l'être des connexions *par continuité* substantielle pour la transmission des courants;

4° Le corps cellulaire tout aussi bien que les expansions protoplasmiques jouent le rôle de conducteurs et non pas simplement un rôle nutritif.

A l'aide de ces nouvelles données de morphologie générale des corpuscules nerveux, l'étude de la moelle épinière nous fut déjà facile. Confiant dans la loi d'unité de structure que révèle tout tissu en quelque point qu'on l'examine, nous étions fondé à espérer que nous trouverions dans la moelle les mêmes dispositions essentielles que dans le cervelet. Nos prévisions s'accomplirent. La moelle épinière représente un cerveau réduit et retourné, c'est à dire un cerveau dans lequel la substance blanche, au lieu d'être centrale, est périphérique.

Substance blanche. — Examinée chez des embryons ou

des animaux nouveau-nés afin de rendre plus facile, grâce à la brièveté des éléments et à la délicatesse des substances blanche et grise, l'étude des fibres dans toute leur longueur, on voit que cette substance se compose de fibres nerveuses de direction longitudinale séparées par un grand nombre d'expansions des cellules névrogliques.

Les fibres nerveuses ne sont pas autre chose que des cylindres axes de cellules de la substance grise qui, après avoir marché transversalement vers la périphérie, deviennent verticaux pour repénétrer, au bout d'un trajet plus ou moins long, dans la même substance grise des cornes médullaires.

La plupart de ces cylindres axes se terminent au moyen d'arborisations étendues, variqueuses et libres dans l'épaisseur de la substance grise où ils se mettent en contact intime avec les corpuscules nerveux. Les cylindres axes de la substance blanche représentent donc de véritables commissures arciformes longitudinales tendues entre deux ou plusieurs étages de la substance grise, disposition devinée déjà par les anatomistes anciens, mais démontrée seulement de nos jours par les recherches de Golgi et les nôtres.

Collatérales de la substance blanche. — Mentionnées et décrites d'une façon sommaire et incomplète par Golgi en 1880, puis complètement oubliées pendant environ dix ans, elles ont été étudiées *avec détails* par nous en 1889. C'est de cette époque que date l'admission dans la science de l'existence de ces collatérales, fait que nous considérons comme constituant le progrès le plus grand apporté dans ces dernières trente années à la connaissance de la texture de la moelle épinière. Les travaux ultérieurs de Kœlliker, van Gehuchten, Cl. Sala, von Lenhossék et Retzius ont confirmé l'existence de ces fibres et ajouté quelques nouvelles données sur leur disposition.

Les collatérales de la substance blanche sont des fibres fines, nées à angle droit des tubes nerveux des cordons blancs de la moelle; dans leur trajet horizontal et convergeant elles vont à la substance grise où elles constituent une arborisation terminale libre, variqueuse, et d'étendue variable.

Les derniers ramuscules de cette arborisation offrent d'habitude sur leur parcours de très nombreuses sinuosités, donnent naissance, à angle droit, à de petites pousses et se terminent par une nodosité.

L'étude de ces collatérales se fait très facilement sur la moelle des embryons de poulet, depuis le 5me jour de l'incu-

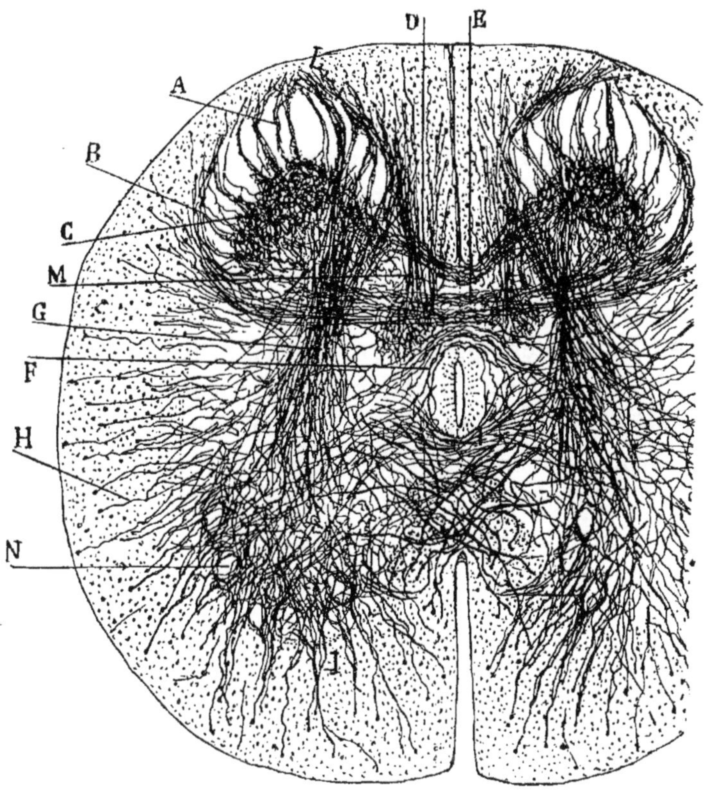

FIG. 3.

Coupe transversale de la moelle dorsale d'un chien nouveau-né, montrant la disposition générale des collatérales qui partent des fibres des cordons blancs.

A faisceaux collatéraux du cordon postérieur qui traversent la substance de Rolando; *B* collatérales externes à trajet arciforme; *C* plexus très touffu constitué dans la tête de la corne postérieure par les arborisations des fibrilles collatérales postérieures; *D* faisceau arciforme postérieur de la commissure grise; *E* faisceau moyen de la même commissure grise; *F* faisceau arciforme antérieur; *G* grand faisceau *sensitivo-moteur*, se continuant très probablement avec les racines postérieures (ramuscules collatéraux des branches de bifurcation); *M* petit faisceau de fibres destiné à la colonne de Clarke; *H* fibres collatérales du cordon antérieur; *N* cavités pour les cellules motrices, entourées par d'innombrables arborisations de fibrilles collatérales; *L* point où prennent naissance un grand nombre des fibres du faisceau *sensitivo-moteur*; *I* faisceaux des collatérales du cordon antérieur.

bation où elles apparaissent comme de petits bourgeons sur les tubes des cordons, jusqu'au 16me jour où elles atteignent tout leur développement, en constituant dans toute l'épaisseur de la substance grise un plexus extrêmement compliqué.

La manière dont se comportent les collatérales est quelque peu différente dans les divers cordons de la substance blanche.

A. Collatérales du cordon antérieur. (Fig. 3, *H*). — Ce sont les plus volumineuses ; elles naissent des gros cylindres axes de ce cordon et, marchant en arrière, groupées en faisceaux irréguliers, elles se ramifient dans l'épaisseur de toute la corne antérieure, et, en particulier, autour des cellules motrices. Une partie de ces fibres collatérales, comme nous l'avions indiqué, et comme l'a décrit en détail Kœlliker, gagne la ligne médiane antéro-postérieure de la moelle et se ramifie dans la corne antérieure du côté opposé, en constituant la *commissure antérieure des collatérales* (fig. 3, *I*), située en général derrière la *commissure antérieure formée par des cylindres axes.*

B. Collatérales du cordon latéral. — Elles se dirigent en dedans en se ramifiant de préférence dans la région centrale de la substance grise. Une portion de ces collatérales gagne la commissure postérieure où elle constitue une partie de la *commissure grise* des auteurs. Les fibres collatérales qui croisent la ligne médiane se disposent en général en deux faisceaux, l'un antérieur, l'autre moyen, et se terminent dans la corne postérieure et la substance grise centrale du côté opposé. (Fig. 3, *E* et *F*).

C. Collatérales du cordon postérieur. — L'immense majorité de ces fibres provient du trajet des fibres des racines postérieures, fibres qui, à leur tour, forment la plus grande partie des cordons de Goll, de Burdach et de la zone marginale de Lissauer. On doit distinguer dans ces collatérales quatre groupes.

1. *Collatérales sensitivo-motrices* (*reflexomotrices* de Kœlliker). (Fig. 3, *G*). — Elles naissent du trajet vertical des fibres des racines postérieures, parfois de la tige principale elle-même de ces fibres des racines postérieures, c'est à dire, avant leur bi-

furcation en branches ascendante et descendante; elles se terminent dans toute l'étendue de la corne antérieure.

Nous insisterons plus loin sur ces fibres dont l'importance physiologique est très grande puisqu'elles constituent la voie principale des mouvements réflexes.

2. *Collatérales pour la corne postérieure.* (Fig. 3, *A*). — Elles sont aussi très nombreuses; elles traversent la substance de Rolando en faisceaux méridiens, et engendrent dans la tête de la corne postérieure, c'est à dire en avant de la substance de Rolando, un plexus extrêmement serré et enchevêtré, formé par l'entrecroisement des arborisations terminales de ces collatérales. (Fig. 3, *C*).

3. *Collatérales pour la colonne de Clarke.* (Fig. 3, *M*). — Chez les mammifères nouveau-nés et chez les embryons d'oiseau de 12 à 16 jours d'incubation, on voit un petit faisceau antéro-postérieur, qui, né dans le cordon de Goll, se termine exclusivement dans le territoire de cette colonne, en formant des plexus péricellulaires épais.

4. *Collatérales pour la commissure postérieure.* (Fig. 3, *D*). — Il naît du cordon de Goll, principalement, un petit faisceau arciforme à concavité postérieure qui, cheminant par la partie la plus postérieure de la commissure grise, se termine dans la tête de la corne postérieure.

Il résulte de ces dispositions que la commissure grise est formée par trois faisceaux de collatérales : *un petit faisceau antérieur* parti de la portion antérieure du cordon latéral; *un petit faisceau moyen* né de la région la plus reculée du cordon latéral, *un petit faisceau postérieur* qui provient du cordon postérieur.

En résumé, tout cordon blanc émet deux classes de collatérales : les unes destinées à fournir leurs arborisations finales dans la substance grise de leur côté; les autres, commissurales, destinées à se ramifier dans la substance grise du côté opposé.

Substance grise. — Abstraction faite de la névroglie, la substance grise de la moelle se compose : 1° de cellules nerveuses et de leurs expansions protoplasmiques ; 2° des cylindres axes que ces cellules envoient à la substance blanche ; 3° des ramifications des collatérales venues de la substance blanche ; 4° des arborisations terminales des cylindres axes provenant de la substance blanche ou des racines postérieures ; 5° des colla-

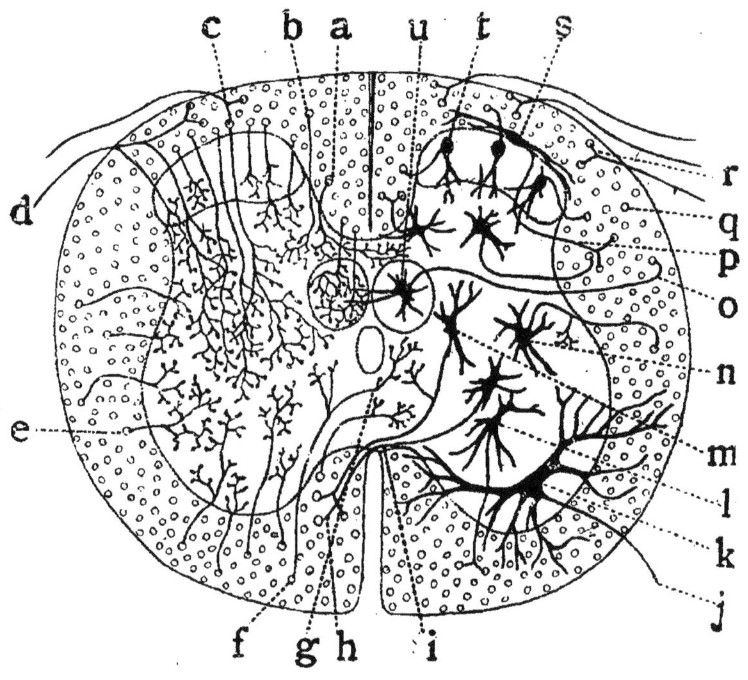

Fig. 4.

Schéma représentant une coupe de la moelle, avec les relations entre ses divers éléments, d'après les découvertes modernes.

a collatérales du cordon de Goll qui forment la plus grande partie de la commissure postérieure ; *b* collatérales du même cordon allant à la corne postérieure ; *c* collatérales du cordon postérieur atteignant la substance grise centrale et pouvant arriver jusqu'à la corne antérieure ; *d* tige radiculaire et ses collatérales ; *e* fibres collatérales du cordon antérieur ; *f* collatérales qui contribuent à former la commissure antérieure ; *g* leur trajet dans la commissure ; *h* cylindre axe provenant d'une cellule commissurale qui, après avoir participé à la commissure antérieure, va au cordon antérieur ; *i* trajet de ce cylindre axe dans la commissure ; *j* cylindre axe allant directement à la racine antérieure ; il part de *k* cellule motrice de grande taille ; *l* cellule du cordon antérieur avec son cylindre axe bifurqué ; *m* cellule à cylindre axe commissural ; *n* cellule dont le cylindre axe donne des collatérales pour les connexions ; *o* cylindre axe de cellule de la colonne de Clarke ; *p* cylindre axe provenant de *s* ; *q* coupe transversale d'un cylindre axe ; *r* bifurcation des fibres radiculaires postérieures en branches ascendante et descendante ; *s* cellule marginale de la substance de Rolando ; *t* petite cellule de la même substance ; *u* corps de la cellule de la colonne de Clarke.

térales émises à leur passage à travers la substance grise par quelques cylindres axes destinés à la substance blanche. Tous ces éléments forment un plexus très serré où toute tentative analytique serait une entreprise vaine, sans la singulière propriété que possède le chromate d'argent de n'imprégner dans une même coupe qu'un petit nombre d'espèces de fibres et de cellules de la substance grise.

Les propriétés morphologiques des corpuscules nerveux diffèrent peu dans l'une et l'autre cornes médullaires, exception faite de la substance de Rolando, où gisent quelques éléments spéciaux. Aussi, la distinction en corne antérieure et en corne postérieure a-t-elle une signification plutôt topographique qu'histologique. L'unique distinction qu'il convient de marquer entre les cellules s'appuie sur la façon dont se comportent leurs cylindres axes.

A ce point de vue, nous divisons les cellules en cinq espèces, qui sont représentées dans la fig. 4 : 1° *cellules radiculaires* ; 2° *cellules commissurales* ; 3° *cellules des cordons* ; 4° *cellules pluricordonales* ; 5° *cellules à cylindre axe court*. Sauf la dernière espèce, dont le cylindre axe se perd dans la substance grise, les quatre premières espèces de cellules envoient leur cylindre axe à la substance blanche, ce qui permet de les qualifier de *cellules à cylindre axe long* (*cellules motrices* de Golgi).

1° *Cellules radiculaires*. (Fig. 4, *k*). — Ce sont des corpuscules géants, les plus grands de la moelle ; elles siègent dans la partie antéro-externe de la corne antérieure ; elles possèdent un cylindre axe épais, d'ordinaire privé de collatérales, et traversant radialement le cordon antéro-latéral pour pénétrer dans la racine motrice de la paire rachidienne correspondante.

Les expansions protoplasmiques de ces cellules sont épaisses et extrêmement ramifiées ; on peut les distinguer en *antéro-externes*, en *postérieures* et en *internes*. Les expansions protoplasmiques internes se dirigent en dedans, en se ramifiant dichotomiquement dans la substance grise voisine de la commissure antérieure. Quelques-unes de ces branches peuvent gagner la ligne médiane et pénétrer dans la corne antérieure du côté opposé après s'être entrecroisées avec les expansions protoplasmiques correspondantes de l'autre côté (notre *commissure protoplasmique* confirmée par van Gehuchten et Sala). Les expansions antéro-externes finissent dans les interstices du cordon antéro-latéral, et les expansions postérieures se terminent dans diverses régions de la corne antérieure.

2° *Cellules commissurales*. (Fig. 4, *m*). — Elles sont de taille moindre et plus pauvres en expansions que les précédentes; Golgi avait démontré déjà qu'elles se trouvent dans toute l'épaisseur de la substance grise et que leur cylindre axe, après avoir croisé la ligne médiane en avant (commissure blanche), se continue avec une fibre longitudinale du cordon antéro-latéral du côté opposé.

Nous avons démontré à notre tour qu'il ne s'agit pas là (en général) d'une simple continuation mais d'une division en T. Cela signifie que le cylindre axe commissural, arrivé à la substance blanche du côté opposé, s'y divise en une fibre ascendante et une fibre descendante. Cette particularité a été observée aussi par Kœlliker et van Gehuchten.

3° *Cellules des cordons*. — Nous désignons ainsi les cellules, très nombreuses, de taille moyenne, répandues dans toute l'épaisseur de la substance grise, et dont le cylindre axe se continue avec une fibre verticale de la substance blanche de leur propre côté. Le plus grand nombre des cellules de cette classe, qui occupent la corne antérieure, envoient leur cylindre axe au cordon antéro-latéral (fig. 4, *n*); celles qui siègent dans la corne postérieure le dirigent vers la région la plus postérieure du cordon latéral. Par contre, quelques-unes des cellules qui se rencontrent dans la substance de Rolando et la portion interne de la corne postérieure envoient leurs expansions fonctionnelles au cordon postérieur. Quant à la colonne de Clarke, il résulte de quelques-unes de nos observations, que ses cellules se différencient en deux espèces : des cellules *commissurales* dont le cylindre axe entre dans la commissure antérieure, et des cellules *du cordon latéral*, c'est à dire dont le cylindre axe s'incorpore au cordon latéral en se continuant probablement avec les fibres de ce que l'on appelle la *voie cérébelleuse* (fig. 4, *u*, *o*).

Notons enfin que la continuation de ces fibres avec les tubes de la substance blanche a lieu de deux façons : par formation d'un *coude*, ce qui fournit un seul conducteur ascendant ou descendant ; et par *division en T*, ce qui donne naissance à deux conducteurs ou à deux branches verticales, l'une ascendante et l'autre descendante.

4° *Cellules pluricordonales*. — Nous dénommons ainsi, pour éviter toute périphrase, certains éléments trouvés pour la première fois par nous, et dont le cylindre axe se divise dans la substance grise en deux ou trois fibres constituant autant de tubes nerveux appartenant à différents cordons. Ainsi, par exemple, on voit des éléments de cette espèce dont le cylindre axe émet une fibre pour le cordon antérieur de son côté et une autre fibre pour le cordon antérieur du côté opposé. Il s'en trouve aussi d'autres dont l'expansion nerveuse se divise en une fibre pour le cordon postérieur et en une fibre pour le cordon latéral ou le cordon antérieur, etc.

5° *Cellules à cylindre axe court*. — Dans la substance de Rolando, Golgi a indiqué, et nous avons confirmé, la présence d'éléments dont le cylindre axe fin et flexueux forme, en pleine substance grise, une arborisation terminale libre, qui unit entre elles probablement dans le sens longitudinal, diverses couches de cellules nerveuses.

Substance de Rolando. — Cette région de la corne postérieure est constituée par un grand nombre de cellules nerveuses appartenant au type *des corpuscules des cordons* et à celui *des cellules soi-disant sensitives de Golgi* ou *à cylindre axe court*. Jusqu'à présent nous n'avons pu y découvrir de cellules commissurales. Entre ces cellules on voit passer les petits faisceaux des collatérales du cordon postérieur et de nombreux filaments de la névroglie.

On peut, au point de vue morphologique, distinguer les éléments nerveux de la substance de Rolando en trois espèces, correspondant de même à trois zones concentriques : 1° *cellules horizontales ou limitantes ;* 2° *cellules piri- ou fusiformes ;* 3° *cellules étoilées ou irrégulières*.

Les *cellules limitantes* sont volumineuses, fusiformes ou triangulaires, elles siègent entre la substance de Rolando et le cordon postérieur, formant là une série discontinue d'éléments nerveux. Les expansions protoplasmiques polaires contournent la limite antérieure du cordon postérieur et s'y ramifient ; le cylindre axe, provenant tantôt de la partie latérale du corps, tantôt d'une expansion protoplasmique, se dirige transversalement, traverse d'arrière en avant la substance de Rolando, à laquelle il abandonne parfois quelques ramuscules, change de direction pour se porter en dehors, et se termine enfin dans la partie postérieure du cordon latéral, où il se continue avec un tube nerveux de ce même cordon. (Fig. 4, *s*, *p*.)

Les *cellules nerveuses fusiformes* sont les éléments les plus petits de la moelle. Leur caractère est d'être allongées d'avant en arrière et de présenter un grand nombre d'expansions protoplasmiques, flexueuses, épineuses, et très enchevêtrées, dont la majeure partie procèdent d'une tige antérieure qui se prolonge jusqu'à la tête de la corne postérieure. La forme de ces corpuscules est très variable. Cependant on peut affirmer que les dominantes sont la fusiforme et la piriforme, avec le corps cellulaire dirigé en arrière. Le cylindre axe provient souvent de la partie postérieure du corps ; il se porte soit en arrière, soit sur les côtés pour se continuer avec un ou plusieurs tubes du cordon postérieur. (Fig. 4, *t*.)

Les *cellules étoilées* sont les plus voisines de la tête de la corne postérieure ; elles remplissent la substance de Rolando et une partie de la corne postérieure de leurs abondantes expansions protoplasmiques épineuses. Leur cylindre axe se dirige parfois dans le sens vertical ; il se comporte alors de la même façon que celui des cellules sensitives de Golgi, et paraît se terminer dans l'épaisseur de la substance même de Rolando ; d'autres fois il se porte tantôt en dedans pour se continuer avec un tube du cordon de Burdach, tantôt en dehors pour constituer un tube fin, de la portion la plus postérieure du cordon latéral, ou de la zone marginale de Lissauer. Chez les embryons de pigeon nous avons trouvé des cellules qui présentaient deux fibres nerveuses cylindre axiles, destinées l'une à la partie interne, l'autre à la partie externe du cordon postérieur. Nous ignorons si cette particularité persiste comme un caractère définitif ou si on ne doit la considérer que comme une phase embryonnaire dans le développement du prolongement fonctionnel. Il se pourrait, en effet, qu'il en soit ici comme pour les cellules des ganglions rachidiens et pour les grains du cervelet dans le cours de leur développement ; les deux expansions fonctionnelles ne représenteraient ici que la dichotomie d'un prolongement fonctionnel unique, qui naîtra plus tard du corps cellulaire. Cette opinion nous paraît d'autant plus vraisemblable qu'il n'est pas rare de rencontrer dans la substance de Rolando des cellules à cylindre axe combiné ou pluricordonal, c'est à dire des cellules dont l'expansion nerveuse se partage en deux fibres se portant en des régions distinctes du cordon postérieur, ou en des cordons différents.

Racines postérieures. — On sait que les fibres des racines postérieures ou sensitives procèdent des cellules unipolaires des ganglions rachidiens. Ranvier a démontré, il y a quelques années, que l'expansion unique de ces éléments se bifurque pour donner naissance à une branche dirigée en dedans et se continuant avec un tube nerveux de la racine postérieure, et une autre branche dirigée vers la périphérie et prolongée par une fibre sensitive de la paire des nerfs rachidiens correspondante.

La façon dont se comportent les racines postérieures dans l'épaisseur de la moelle a été un des sujets les plus difficiles et les plus controversés de l'anatomie. Nous avons déjà dit précédemment quelles étaient les hypothèses relatives à l'origine de ces fibres nerveuses. En général, on supposait que, à l'exception d'un groupe de tubes nerveux radiculaires qui, dès leur arrivée au cordon postérieur, devenaient verticaux, se prolongeant ainsi par l'intermédiaire de la substance blanche jusqu'au bulbe ou au delà, presque toutes les fibres de la racine postérieure se perdaient dans un réseau nerveux formé ou par les anastomoses des expansions protoplasmiques (Gerlach et presque tous les auteurs) ou par les anastomoses des collatérales et des branches terminales des cylindres axes (Golgi, Nansen, etc.).

Quelles que fussent les différences qui séparaient les auteurs relativement au mode de terminaison de ces racines, tous étaient unanimes en un point : c'est que chaque cylindre axe sensitif maintient son individualité dans la substance blanche, tout en se ramifiant et en s'anastomosant dans la substance grise.

Rien de plus erroné que cette conception. Déjà, en l'année 1887, Nansen démontra que les fibres des racines postérieures de la *mixine glutineuse,* l'espèce la plus inférieure des poissons, se bifurquent dans la substance blanche, les rameaux de bifurcation progressant dans le sens longitudinal et émettant des collatérales pour la substance grise. Mais en supposant que l'on accordât créance à cette découverte, personne ne songea, pas même de loin, qu'une semblable disposition était commune à tous les vertébrés et au moins aux mammifères. Aussi c'est avec une surprise voisine du scepticisme que l'on reçut notre premier travail sur la moelle épinière des oiseaux et des mammifères chez qui on découvrait des bifurcations et des collatérales dans les racines postérieures. Cette surprise, pour ne pas dire cette opposition, se conçoit bien ; on considère quel rude coup, si nos assertions étaient vraies, allaient recevoir les récents et minutieux travaux publiés sur cette question par Betcherew, von Lenhossék, Obersteiner, Edinger, etc. Dans ceux-ci, en effet, ni on ne parlait de collatérales et de bifurcations, ni on ne mentionnait la moitié inférieure ou partie descendante de la racine postérieure ; on y supposait, au contraire, comme chose démontrée, la pénétration directe des fibres sensitives dans la substance de Rolando et dans la corne postérieure, alors que ce qui y pénètre ce sont leurs collatérales, c'est à dire les ramuscules nés soit de la tige principale, soit des branches ascendante et descendante.

Ces travaux conservent cependant toute leur valeur, mais à la seule condition de considérer la plupart des fibres à myéline que ces auteurs figurent dans la substance grise, comme des collatérales, soit du cordon postérieur, soit du trajet horizontal ou initial des fibres des racines postérieures. Il faut remarquer, en effet, que l'immense majorité des fibres fines à myéline qui traversent la substance grise de la moelle adulte représentent non pas des cylindres axes directs mais bien des collatérales de la substance blanche ; car la myéline ne fait défaut que sur les arborisations terminales de ces collatérales.

Les doutes continuèrent jusqu'à ce que, en 1889, à l'occasion de la réunion de la Société anatomique allemande, nous ayons présenté des préparations qui convainquirent jusqu'aux plus récalcitrants. Voici notre description confirmée aujourd'hui par Kœlliker, van Gehuchten, Retzius et jusque par le même Lenhossék qui la traita au début avec une réserve excessive.

Chaque racine postérieure se compose de *fibres centrifuges*, et de *fibres centripètes* ou *sensitives*.

Les fibres *centrifuges* proviennent (comme nous l'avons démontré, Lenhossék et nous, à la même époque) de cellules de la corne antérieure et pénètrent dans la racine postérieure et le ganglion rachidien sans se bifurquer ni se ramifier dans leur trajet.

Les fibres *centripètes*, qui sont l'immense majorité, et dont on peut distinguer deux faisceaux : l'un *externe* ou *à fibres grêles*, l'autre *interne* ou *à fibres épaisses* (distinction reconnue par Betcherew, von Lenhossék, Edinger, Kahler, etc., à l'aide surtout de la méthode Weigert-Pal), proviennent des cellules des ganglions rachidiens, abordent le cordon postérieur et, parvenues obliquement dans son épaisseur, s'y bifurquent en y constituant ainsi un rameau ascendant et un rameau descendant, tous deux longitudinaux et continués par des fibres du cordon postérieur. Ces rameaux pénètrent probablement dans la substance grise après un trajet de plusieurs centimètres le long de la substance blanche et se terminent par des arborisations libres situées entre les éléments de la corne postérieure (fig. 2, *B*, et fig. 5, *A*) et de la substance de Rolando.

De récentes recherches, *encore inédites*, nous ont fourni la conviction que chez l'embryon de poulet, âgé de 12 à 16 jours, les deux faisceaux, externe et interne, des fibres centripètes ne se comportent pas de même ; le faisceau externe ou à fibres grêles a ses bifurcations terminales dans la zone marginale de Lissauer et dans la partie la plus proche du cordon latéral ; ses collatérales sont très peu nombreuses,

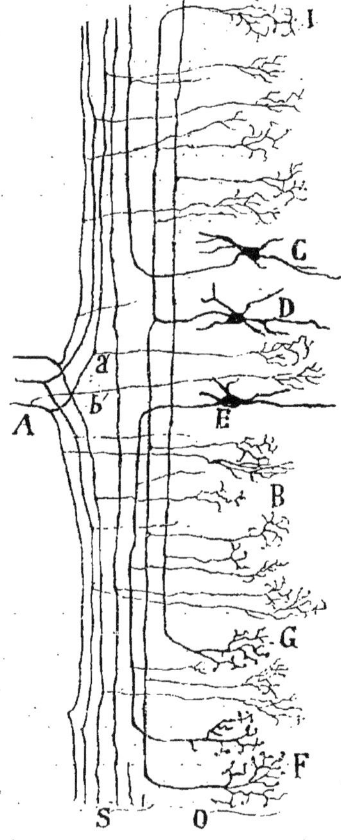

Fig. 5.

Coupe longitudinale demi-schématique du cordon postérieur parallèlement à l'entrée des racines postérieures.

A racine postérieure; *S* substance blanche; *O* substance grise; *C* cellule du cordon postérieur avec cylindre axe coudé; *D* autre cellule du cordon postérieur avec cylindre axe bifurqué en branches ascendante et descendante; *E* autre cellule à cylindre axe coudé descendant; *F* et *G* arborisations terminales de cylindres axes; *B* arborisations terminales de collatérales de la substance blanche; *a'* collatérale des branches d'une fibre radiculaire postérieure; *b'* collatérale de tige d'une autre fibre radiculaire postérieure.

délicates et paraissent se terminer uniquement dans la corne postérieure. Le faisceau interne ou à fibres épaisses gagne les cordons de Goll et de Burdach auxquels il fournit ses bifurcations terminales ; c'est de ce faisceau que proviennent exclusivement les volumineuses collatérales du faisceau sensitivo-moteur.

De la tige principale aussi bien que des rameaux ascendant et descendant des fibres centripètes des racines postérieures, partent à angle presque droit, des collatérales fines qui, pénétrant dans la substance grise, s'y terminent par d'élégantes arborisations libres, variqueuses et compliquées, en contact avec les corps des cellules des cornes postérieure et antérieure.

Comme nous l'avons dit ci-dessus, une bonne partie des collatérales des racines postérieures se réunissent en un faisceau antéro-postérieur qui, après avoir croisé la corne postérieure, se répand en éventail par toute la corne antérieure en formant des arborisations qui entourent les cellules motrices. Ce faisceau que nous avons appelé *sensitivo-moteur* (*réflexo-moteur* de Kœlliker) représente un conducteur de grande importance, car, par son entremise, les racines sensitives se mettent en communication avec les racines motrices. Les corps et les rameaux protoplasmiques des cellules motrices reçoivent des collatérales du faisceau précité l'excitation sensitive et la réfléchissent par les racines antérieures jusqu'aux muscles.

Les actes réflexes s'expliquent donc facilement et mieux que dans l'hypothèse des réseaux, par la théorie de l'action par contact, par contiguité, comme l'ont démontré récemment Kœlliker et Waldeyer avec leurs schémas. On s'explique aussi comment les excitations sensitives faibles ne provoquent que des réflexes musculaires limités, tandis que les excitations plus énergiques en produisent de plus étendus et de plus complexes. C'est qu'en effet, les courants sensitifs faibles, dérivant exclusivement par les premières collatérales de la fibre radiculaire, n'affectent qu'un petit nombre de cellules motrices, tandis que dans les courants sensitifs énergiques, le mouvement se transmet le long des rameaux ascendant et descendant, s'écoule par la totalité des collatérales et des terminales de chaque fibre radiculaire, qui sont en contact avec un nombre considérable de cellules motrices mises ainsi en branle. (Fig. 2, *B* et fig. 5 et 6.)

Un fait digne de remarque c'est que le courant sensitif se divise en deux courants secondaires, l'un montant par le rameau ascendant, l'autre allant par le rameau descendant ; de sorte que le mouvement sensitif n'est pas nécessairement centripète comme on se l'était imaginé.

Comment les excitations sensitives atteignent-elles le sensorium ? C'est un point encore enveloppé d'obscurités. Néanmoins, on peut supposer que les rameaux ascendants et descendants se terminent par une arborisation finale dans la substance grise où l'excitation serait recueillie de deux manières : 1° au moyen du contact de ces arborisations terminales et de ces collatérales avec les cellules de la corne postérieure dont les cylindres axes vont presque tous au cordon latéral pour y constituer une voie ascendante ; 2° par l'intermédiaire peut-être des collatérales de même origine parvenues à la colonne de Clarke où se trouvent, de même, des cellules dont les cylindres axes se dirigent vers le cordon latéral pour y former la *voie*, appelée *cérébelleuse*, de marche ascendante.

VOIES PYRAMIDALES. — Comme on le sait bien, la moelle épinière contient deux faisceaux de fibres descendantes nées dans le cerveau et qui ont pris le nom de *voies pyramidales*. De ces deux faisceaux, l'*antérieur* chemine dans la zone la plus interne du cordon antérieur, c'est le faisceau pyramidal direct ou faisceau de Türck, et le *postérieur* dans la partie la plus profonde du cordon latéral. Dans certaines préparations, on peut observer que ces fibres se terminent par des arborisations libres, situées autour des éléments cellulaires de la corne antérieure, surtout autour des cellules radiculaires.

Les voies pyramidales conduisent les incitations des mouvements volontaires, sans qu'il existe, pour cela, autre chose qu'un point de contact protoplasmique nerveux, c'est à dire

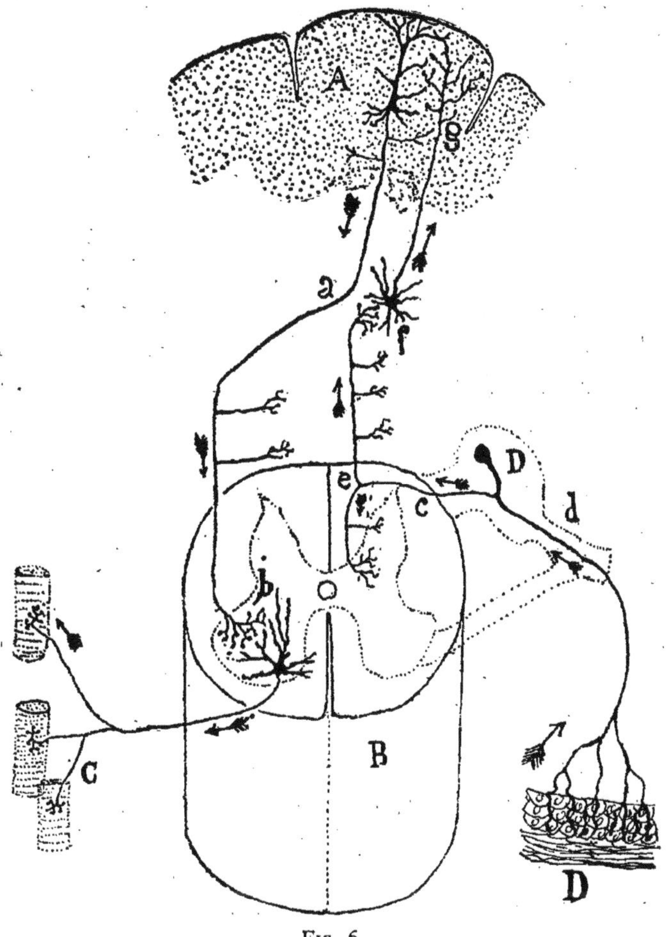

FIG. 6.

Schéma de la marche des incitations motrices volontaires et des excitations sensitives conscientes.

A région psychomotrice de l'écorce cérébrale ; *B* moelle épinière ; *C* fibre musculaire ; *D* ganglion rachidien : D^1 peau. — Le *courant de l'impulsion motrice* part d'une cellule pyramidale de la région psychomotrice du cerveau *A*, descend le long du cylindre axe *a* de cette cellule, passe en *b* à une cellule de la corne antérieure de la moelle grâce aux arborisations terminales du cylindre axe *a* et aboutit en C à plusieurs fibres musculaires, après avoir parcouru le cylindre axe de la cellule motrice médullaire. Le *courant sensitif* suscité à la périphérie en D', par exemple, arrive par *d* à une cellule *D* du ganglion rachidien, parcourt la fibre radiculaire *c* qui en provient jusque dans le cordon postérieur de la moelle et monte probablement en suivant la branche ascendante de bifurcation de la fibre radiculaire postérieure jusqu'en *f* au bulbe. Là il est repris par une nouvelle cellule qui le conduit selon toute vraisemblance jusqu'au cerveau *g* où l'on voit des arborisations nerveuses terminales qui pourraient influencer par contact les ramifications protoplasmiques des cellules pyramidales. — (La pointe des flèches indique le sens du mouvement moteur descendant à gauche et sensitif ascendant à droite.)

le point où les arborisations terminales des fibres pyramidales touchent les cellules radiculaires.

Le schéma ci-joint (fig. 6) montre le chemin probable que suivent jusqu'au cerveau les excitations sensitives ; il montre aussi la voie pyramidale grâce à laquelle l'incitation au mouvement volontaire se propage et se transmet aux cellules radiculaires de la corne antérieure. Cette figure met encore en évidence ce fait que le courant nerveux engendré dans le sein des cellules pyramidales de l'écorce du cerveau est *cellulipète* dans les expansions protoplasmiques, et *cellulifuge* dans les expansions nerveuses. Nous insisterons plus loin, sur cette doctrine qui, trouvant sa confirmation dans d'autres points du système nerveux, nous servira d'auxiliaire puissant pour interpréter la marche des courants dans toute cellule des centres nerveux.

MOELLE ÉPINIÈRE DES VERTÉBRÉS INFÉRIEURS.

Les recherches de Nansen, Retzius et von Lenhossék exécutées chez les poissons, celles de P. Ramon, Lawdowsky, Cl. Sala et Sclavunos, faites chez les batraciens, et les nôtres propres chez les reptiles démontrent que le plan de structure de la moelle épinière est en substance identique chez tous les vertébrés. Les différences portent sur les dimensions relatives des cordons et sur l'extension des arborisations dendritiques (protoplasmiques) (fig. 7).

Ainsi, dans la moelle des batraciens et des reptiles, la commissure protoplasmique s'exagère, et les expansions protoplasmiques externes tant des cellules radiculaires que des cellules des cordons constituent des faisceaux divergents qui, après avoir traversé la substance blanche, forment au-dessous de la pie-mère un plexus protoplasmique périmédullaire. Ce plexus est plus particulièrement situé dans le cordon latéral ; il manque dans le cordon postérieur. Les recherches de Cl. Sala et les nôtres mettent en évidence que certaines collatérales périphériques de la substance blanche et peut-être aussi certaines fibres nerveuses terminales s'achèvent dans ce plexus.

Chez les oiseaux et les mammifères le plexus périmédullaire n'existe pas ; nous, du moins, n'avons pas pu en démontrer l'existence ; par contre, les cloisons ou faisceaux protoplasmiques de la substance blanche persistent encore chez eux. Aussi ne serait-il pas étonnant que des recherches ultérieures viennent à démontrer, au niveau de ces faisceaux d'expansions protoplasmiques, l'existence d'arborisations terminales de collatérales interstitielles, c'est à dire de collatérales de la substance blanche qui se terminent entre les tubes

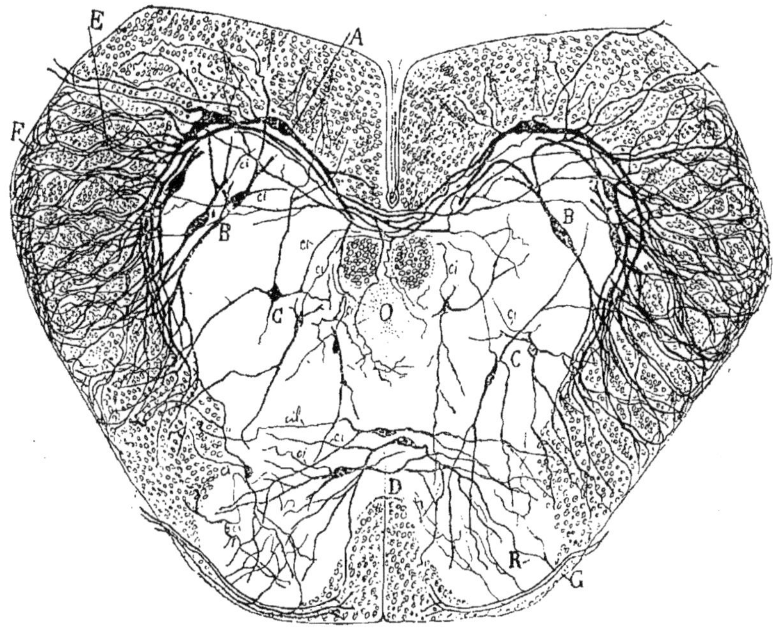

FIG. 7.

Coupe transversale de la moelle épinière de *Lacerta agilis*.

A cellules radiculaires de la corne grise antérieure dont les expansions internes constituent la commissure protoplasmique antérieure ; *B* cellules commissurales ; *C* cellules des cordons ; *D* commissure protoplasmique postérieure ; *E* faisceaux protoplasmiques divergents composés des expansions protoplasmiques des cellules radiculaires *A*, des cellules des cordons et des cellules commissurales *B* ; ils constituent le plexus périmédullaire, *F* situé sous la pie-mère, surtout au niveau du cordon latéral et manquant dans le cordon postérieur, auquel se joignent certaines collatérales périphériques de la substance blanche, peut-être aussi des fibres nerveuses terminales ; *G* racine postérieure ; *R* collatérale de la fibre radiculaire sensible ; *c i* indique les cylindres axes.

de cette substance même et ne parviennent pas à la substance grise.

Il est une autre particularité digne de remarque dans la moelle des reptiles et des batraciens, c'est la ténuité et l'aspect lisse des plus fins ramuscules protoplasmiques, et cela est poussé si loin que dans certains cas on peut très bien les confondre avec des fibrilles nerveuses terminales. C'est ce qui explique l'erreur commise par Lawdowsky qui a pris, rien moins que pour des cylindres axes radiculaires, quelques expansions protoplasmiques du plexus périmédullaire des batraciens.

II. — CERVELET

Dans tout le système nerveux, il n'y a pas de région plus appropriée que l'écorce grise du cervelet pour l'élucidation des grandes questions de la forme et des rapports des corpuscules ganglionnaires ou cellules nerveuses. La distinction nettement marquée des couches cellulaires, la brièveté des expansions nerveuses, et l'orientation parfaite et constante des arborisations protoplasmiques sont des circonstances singulièrement favorables à l'étude de ces questions.

Quand on a fait une coupe transversale d'une lamelle cérébelleuse on y voit apparaître trois couches superposées ; la première ou superficielle est formée de substance grisâtre et s'appelle *couche moléculaire* ; la seconde, grise, jaunâtre ou rougeâtre, s'appelle *couche des grains* ou *granuleuse ;* la troisième ou profonde, située dans l'axe de chaque lamelle, s'appelle *zone de la substance blanche*.

Ce que l'on savait de la structure de ces couches avant l'application des nouvelles méthodes était bien peu de chose. Dans la *zone moléculaire*, on découvrait une masse grenue parsemée de petits corpuscules nerveux de forme indéterminée. Dans la *zone des grains*, on signalait l'existence de certains corpuscules petits, très abondants, mais sans pouvoir en définir la nature. Entre ces deux zones, on savait qu'il existait de grandes cellules ovoïdes, dont les expansions protoplasmiques se perdaient, on ignorait comment, dans la couche moléculaire et dont le cylindre axe descendait jusqu'à la substance blanche. Grâce à sa précieuse méthode, Golgi fit à ces données d'importantes additions, sans résoudre cependant le problème des connexions intercellulaires, ni celui de la marche et de la terminaison d'un grand nombre de fibres nerveuses. Les choses étant ainsi, nous avons publié nos travaux dont nous allons extraire le plus intéressant.

Zone moléculaire ou grenue. — Elle contient deux espèces de cellules : les *cellules de Purkinje* et les *petites cellules étoilées*.

Cellules de Purkinje. — Elles apparaissent dans les bonnes préparations, telles que les a décrites Golgi (fig. 8 *a*). De la portion supérieure du corps cellulaire partent une ou plusieurs tiges nerveuses qui, en pénétrant dans la zone moléculaire, s'épanouissent en une luxuriante arborisation aplatie, prolongées jusqu'à la surface même du cervelet. Tous les ramuscules de cette arborisation se terminent librement et présentent, sur leur trajet, une infinité d'épines collatérales insérées perpendiculairement sur elles. Ces épines, signalées par nous, ont été récemment confirmées par van Gehuchten et Retzius.

Le fait le plus intéressant de la disposition offerte par les arborisations de ces corpuscules cellulaires, c'est leur aplatissement et leur orientation transversale parfaite ; de sorte que si la lamelle cérébelleuse est coupée selon son axe longitudinal, toutes les cellules de Purkinje et leurs arborisations se montrent de profil. D'ailleurs, un semblable aplatissement transversal avait été déjà indiqué par Henle et Obersteiner.

Le cylindre axe des cellules de Purkinje acquiert dès son début une gaine de myéline et descend jusqu'à la substance blanche. Dans son trajet et au niveau des deux ou trois étranglements de la couche médullaire, il émet quelques collatérales ascendantes qui, en se ramifiant dans la région inférieure de la couche moléculaire, constituent une arborisation en grande partie longitudinale. Ces fibres, qui touchent en plusieurs points aux rameaux de différentes cellules de Purkinje, servent probablement à établir entre ces cellules une certaine solidarité d'action (fig. 8 *o*).

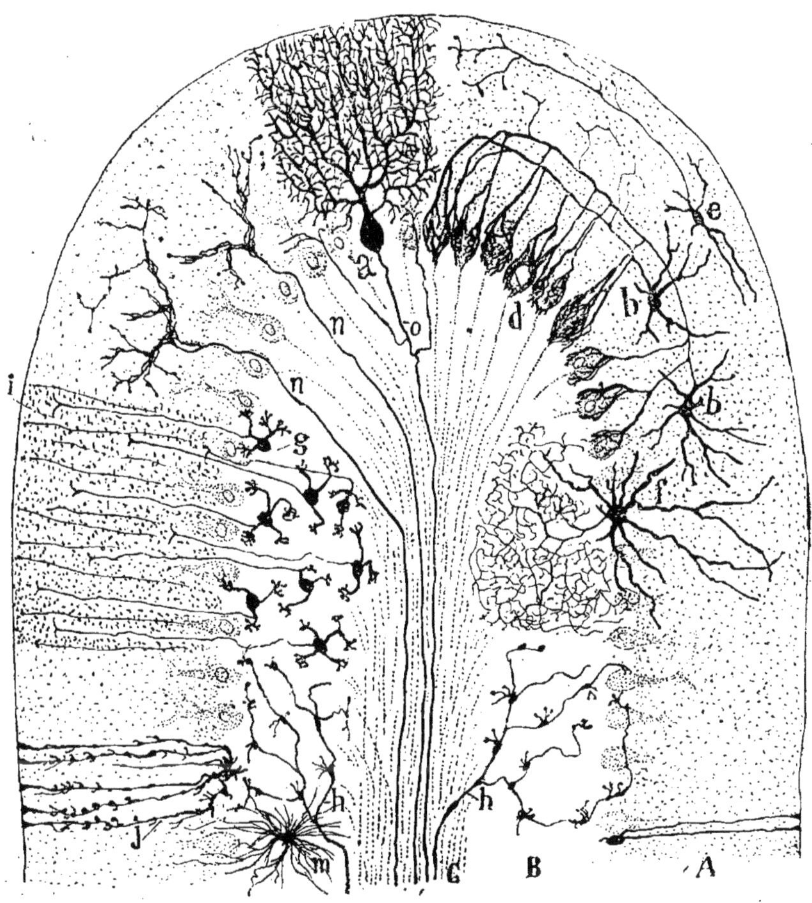

Fig. 8.

Coupe transversale demi-schématique d'une circonvolution cérébelleuse de mammifère.

A zone moléculaire; *B* zone des grains; *C* zone de la substance blanche; *a* cellule de Purkinje vue de face; *b* petites cellules étoilées de la zone moléculaire; *d* arborisations finales descendantes qui entourent les cellules de Purkinje; *e* cellules étoilées superficielles; *f* grandes cellules étoilées de la zone des grains; *g* grains avec leurs cylindres axes ascendants bifurqués en *i*; *h* fibres moussues; *j* cellule névroglique avec panache; *m* cellule névroglique de la zone des grains; *n* fibres grimpantes; *o* collatérales ascendantes du cylindre axe des cellules de Purkinge.

Petites cellules étoilées. — Ce sont des corpuscules étoilés, aplatis transversalement, de petit volume. Leur nature nerveuse avait été déjà reconnue par Golgi, car il parvint à découvrir leur cylindre axe, ainsi qu'à déterminer le trajet horizontal de celui-ci et ses collatérales ascendantes et descendantes.

Mais Golgi qui admettait, pour expliquer les communications intercellulaires, l'existence d'un réseau nerveux interstitiel, ne put pas mettre en évidence la terminaison de ces expansions nerveuses.

Nos recherches réitérées, d'abord dans le cervelet des oiseaux (1888), puis dans celui des mammifères, nous procura le plaisir de résoudre ce point dont l'importance éclatera au yeux, si on considère *qu'il s'agit du premier fait bien établi d'une terminaison des cylindres axes dans les centres nerveux.* Jusqu'alors on avait suivi les fibres nerveuses de la substance grise à une distance plus ou moins grande de leur trajet, mais personne n'avait été témoin de leur mode de terminaison. Aussi, devinant que nous étions en présence non d'un fait isolé de connexion nerveuse, mais de la loi qui commande les rapports de tous les corpuscules nerveux, on comprendra facilement la satisfaction et l'émotion que nous avons éprouvées à publier notre découverte. Notre conviction d'avoir trouvé la clef des rapports nerveux centraux n'était pas une illusion vaine, presque toutes nos recherches ultérieures nous en persuadent ; car ces recherches ne représentent rien d'autre que la confirmation ou l'extension à diverses parties du système nerveux du fait fondamental.

Nous avons reconnu tout d'abord que les cellules étoilées moyennes et inférieures possèdent un cylindre axe très long, arciforme, non seulement parallèle à la surface du cervelet, comme l'avaient décrit Golgi et Fusari, mais rigoureusement transversal, c'est à dire parallèle au plan des arborisations des cellules de Purkinje. Le fait cependant, le plus important, consiste en ce que tous les ramuscules collatéraux descendants, aussi bien que l'arborisation terminale de cette fibre nerveuse, cylindre axile, des cellules étoilées, constituent, en se ramifiant autour des corps des cellules de Purkinje, un plexus très épais, intimement superposé au protoplasma cellulaire. De la sorte, chaque corps cellulaire de Purkinje est, pour ainsi dire, doublé d'une sorte de corbeille formée par des ramifications nerveuses terminales excessivement épaisses et variqueuses (fig. 8, *d*). De là le nom de *Endkœrben* (*corbeilles terminales*), donné par Kœlliker, dans son travail confirmatif, à ces arborisations si singulières. L'ensemble de toutes les fibres qui entourent le corps d'une cellule de Purkinje se condense, vers la partie inférieure du corps cellulaire, de façon à former une sorte de pointe de pinceau qui enveloppe la première partie du cylindre axe de la cellule de Purkinje précisément dans le point où la myéline lui fait encore défaut.

A l'aide de cette description rapide et de la figure 8, en *d*, on comprend aisément que l'objet d'une telle disposition ne peut être que d'établir une relation dynamique, une véritable communication de courant entre les cellules étoilées et les cellules de Purkinje.

COUCHE DES GRAINS OU GRANULEUSE. — *Grains.* — Ce sont des corpuscules très petits ayant de 4 à 6μ, peu riches en protoplasma, et formant au-dessous de la zone moléculaire une masse très serrée. Golgi avait démontré dans ces éléments différentes expansions et s'était prononcé en faveur de leur nature nerveuse; néanmoins, il n'arriva pas à bien préciser la terminaison des prolongements protoplasmiques et ne parvint pas à suivre le prolongement fonctionnel ou cylindre axe.

Les prolongements protoplasmiques sont courts, au nombre de trois ou quatre, et se terminent tous au moyen d'une arborisation réduite, digitiforme, qui semble entourer ou toucher le corps des grains voisins.

L'expansion nerveuse, cylindre axile, est très fine; elle monte vers la zone moléculaire et se divise en T, à des hauteurs différentes de cette zone, pour y constituer une fibre longitudinale, c'est à dire parallèle à la direction de la lamelle cérébelleuse, et, par conséquent, perpendiculaire aux arborisations des cellules de Purkinje. Cette fibre, appelée aussi *parallèle*, n'émet aucune collatérale pendant son trajet et se prolonge jusqu'à la limite de la lamelle cérébelleuse, où elle se termine, en touchant presque à la substance blanche, à l'aide d'un épaississement variqueux et libre. On déduit de là que la fibre parallèle, produite par la bifurcation du cylindre axe des grains, représente une arborisation nerveuse terminale réduite à sa plus grande simplicité (fig. 9, *b*).

Il est clair, étant donnée la longueur énorme d'une lamelle du cervelet des mammifères adultes, qu'il n'est pas possible de suivre jusqu'au bout une fibre parallèle ; mais, par bonheur, il n'en est plus de même chez les vertébrés inférieurs, reptiles et batraciens, et aussi chez les fœtus des petits mammifères ; ici, il est relativement facile de suivre la fibre parallèle dans ses moindres détails. Disons, en passant, que la disposition des grains et de leurs fibres, ainsi que celle des cellules de Purkinje et des tubes de la substance blanche est essentiellement identique chez tous les vertébrés, comme l'ont démontré les recherches de mon frère et les travaux plus récents de Falcone et de Schaper.

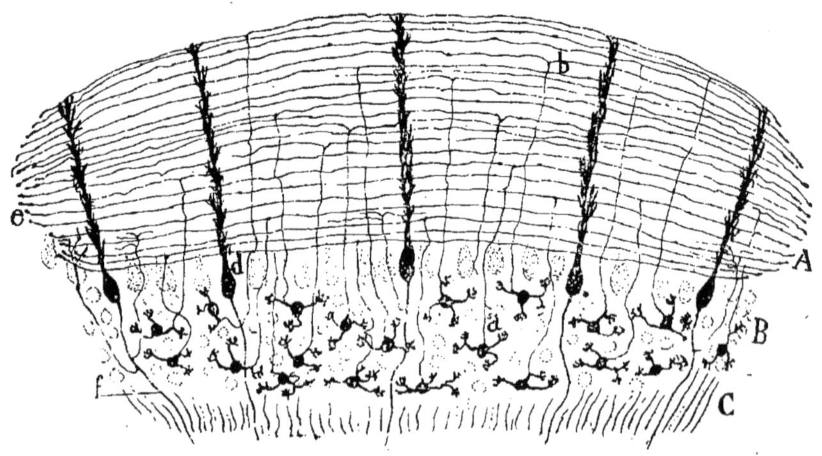

FIG. 9.

Coupe longitudinale d'une circonvolution cérébelleuse, demi-schématique.

A zone moléculaire ; *B* zone des grains ; *C* zone de la substance blanche ; *a* cylindre axe ascendant d'un grain ; *b* bifurcation de ce cylindre axe et formation d'une fibre parallèle ; *d* cellule de Purkinje vue de profil ; *c* extrémité granuleuse terminale des fibrilles parallèles ; *f* cylindre axe d'une cellule de Purkinje.

Si nous considérons, à présent, que les fibrilles parallèles, dont le nombre est infini, reposent sur les épines et les aspérités que présentent latéralement les ramuscules protoplasmiques des cellules de Purkinje; si nous rappelons qu'il n'existe pas, dans la zone moléculaire, d'autres éléments avec lesquels elles peuvent établir des connexions, du moins d'une manière aussi directe et aussi efficace, il nous viendra naturellement à l'esprit l'hypothèse que ces fibrilles représentent un moyen d'union par contact entre les grains et les cellules de Purkinje.

Il découle, de cette disposition histologique, une autre conséquence non moins intéressante, à savoir que : selon toute vraisemblance, chaque grain peut influer, à l'aide de sa fibre parallèle, sur toutes les cellules de Purkinje situées dans son rayon et dans toute la longueur de la lamelle cérébelleuse; et, inversement, au cas où le courant pourrait marcher dans les deux sens, chaque cellule de Purkinje, d'une même ligne longitudinale et d'un même rayon de la lamelle, peut transmettre son action à tous les grains de la circonscription sous-jacente.

Grandes cellules étoilées. — Dans la zone granuleuse se trouvent aussi de grandes cellules, peu nombreuses, bien décrites par Golgi. Leurs ramifications protoplasmiques divergent dans toutes les directions, envahissant parfois une grande partie de la zone moléculaire; leur cylindre axe flexueux se résout, dès son origine, en une infinité de ramuscules qui se perdent entre les grains. Golgi pensait que cette arborisation nerveuse s'abouchait avec un réseau complexe où se rencontraient presque toutes les fibres nerveuses du cervelet. Mais, à mon avis, la terminaison des ramuscules du cylindre axe des grandes cellules étoilées se fait librement au moyen d'extrémités variqueuses, arciformes et superposées au corps des grains (fig. 8 *f*).

Substance blanche. — Elle est composée de trois espèces de fibres nerveuses : 1° des cylindres axes descendants, qui proviennent des cellules de Purkinje; 2° des fibres nerveuses épaisses, ascendantes et ramifiées entre les grains (fibres *moussues*); 3° des fibres épaisses, ascendantes, ramifiées dans la couche moléculaire (fibres *grimpantes*).

Cylindres axes descendants. — Nous les avons déjà décrits. Peu nombreux, ils descendent des cellules de Purkinje, convergeant en éventail jusqu'à la substance blanche pour se terminer en dehors du cervelet dans d'autres centres nerveux.

Fibres moussues. — Grosses, richement ramifiées, nous leur avons donné ce nom en raison de cette singularité qu'elles présentent de distance en distance certains épaississements noueux, hérissés de courtes expansions divergentes, formant des sortes de rosaces et ressemblant à la mousse qui recouvre les arbres. Ces excroissances furent confirmées par Kœlliker, qui se montra indécis relativement à leur signification et inclina à les considérer comme des productions artificielles. Mais aujourd'hui, depuis que van Gehuchten, Lenhossék et Retzius les ont décrites et figurées, et depuis que mon frère en a confirmé l'existence chez tous les vertébrés (poissons, batraciens et reptiles), il n'est plus possible de douter que ces excroissances représentent une disposition normale et caractéristique (fig. 8, *b*).

Ces fibres et leurs ramifications ne dépassent pas la couche des grains, et elles se terminent soit par des nodosités libres, soit au moyen de rosaces ascendantes analogues aux rosaces décrites plus haut. C'est par leur intermédiaire que ces ramuscules paraissent se mettre en rapport avec les grains auxquels ils amènent les courants d'autres centres nerveux actuellement indéterminés. Ces fibres ne sont-elles pas, par hasard, la continuation de la voie cérébelleuse de la moelle?

Fibres grimpantes. — Ce sont des fibres épaisses, à myéline, peu ou pas ramifiées à leur passage à travers les grains et qui, une fois arrivées à la zone moléculaire, s'appliquent contre la tige ascendante des cellules de Purkinje, s'élevant par son intermédiaire comme les lianes le long des branches d'un arbre des tropiques. Leur terminaison a lieu au moyen d'une arborisation variqueuse et plexiforme appliquée contre les gros rameaux primaires et secondaires des corpuscules de Purkinje; pour ce motif, quand cette arborisation est seule à s'imprégner de chromate d'argent, ses branches montrent une orientation qui traduit fidèlement celle des expansions protoplasmiques des cellules de Purkinje.

Une telle disposition constitue un autre exemple des plus éloquents de connexion nerveuse par contact où, comme dans la plaque musculaire de Rouget, un cylindre axe se ramifie en une cellule géante à laquelle il transmet une excitation née en d'autres centres.

Malheureusement, on ignore encore les cellules nerveuses auxquelles appartiennent ces cylindres axes terminés par les arborisations grimpantes.

Il résulte de cette revue succincte de la structure du cervelet (soit dit entre parenthèses, elle a été confirmée par tous les auteurs qui ont étudié ultérieurement ce sujet, tels Kœlliker, Lenhossék, His, Waldeyer, van Gehuchten, Retzius, Falcone, etc.), que :

1° Les arborisations protoplasmiques et le corps des cellules ont pour fonction, à l'égal des cylindres axes, de transmettre les courants nerveux, puisque nous avons vu certains cylindres axes se ramifier et se terminer librement sur ces expansions protoplasmiques;

2° Une cellule nerveuse peut entretenir des connexions indépendantes les unes des autres avec divers éléments, car, ainsi que nous avons pu le remarquer dans les cellules de Purkinje, chaque portion du corps et de l'arborisation protoplasmique de ces cellules est enveloppée par une espèce distincte de ramification nerveuse terminale. C'est ainsi que, pour les cellules de Purkinje, le corps se met en rapport au moyen des *corbeilles terminales* avec les corpuscules étoilés de la couche moléculaire; la tige maîtresse et les principaux rameaux ascendants se mettent en connexion par l'intermédiaire des *arborisations grimpantes* avec des éléments de la moelle ou du cerveau, et les ramuscules protoplasmiques terminaux se mettent en contact avec les cylindres axes des grains ou *fibres parallèles*.

3° La connexion dynamique des cellules nerveuses semble

avoir lieu *par contact* entre les arborisations finales des cylindres axes, d'une part, et le corps et les ramifications protoplasmiques des corpuscules ganglionnaires, d'autre part. Nous n'excluons pas d'autres modes de communication, mais certainement, c'est celui-là qui est le plus général et le plus important.

Du reste, ces lois des relations intercellulaires se réalisent aussi dans la moelle épinière et les autres centres nerveux.

III. — ÉCORCE CÉRÉBRALE

La structure de l'écorce cérébrale des mammifères a été l'objectif préféré des recherches des neurologistes, parmi lesquels il faut citer, pour les éclaircissements et les progrès qu'ils ont apportés à la connaissance de ce thème très difficile, Gerlach, Wagner, Schültze, Deiters, Stieda, Krause, Kœlliker, Exner, Meynert, Edinger, Betz, Golgi, Martinotti, Fleschig et Retzius.

Avant l'apparition du fameux livre de Golgi (*Sulla fina anatomia degli organi centrali del sistema nervoso, 1885*), tout ce que l'on savait concernant la structure de l'écorce grise peut se condenser dans les propositions suivantes :

1. Existence, dans la substance grise, de cellules pyramidales pourvues d'une tige protoplasmique ramifiée, tournée vers la superficie du cerveau et d'un cylindre axe descendant que l'on supposait non ramifié. La présence d'une expansion nerveuse avait été déterminée seulement pour les éléments géants.

2. Détermination d'un certain nombre de couches constituées, en apparence, par des éléments de nature distincte. Dans la description de Meynert, suivie aveuglément par Huguenin et beaucoup d'autres, on comptait de dehors en dedans

les couches suivantes : Première couche, composée de névroglie, de fibres nerveuses et de quelques petites cellules ganglionnaires fusiformes ou triangulaires ; deuxième couche, ou des petites cellules pyramidales ; troisième couche, ou formation ammonique, composée de grandes cellules pyramidales comme celles que l'on voit dans la corne d'Ammon ; quatrième couche, ou des petites cellules sphériques et triangulaires ; cinquième couche, ou des cellules fusiformes.

Des cellules de toutes ces couches on savait seulement peu de chose quant à la forme du corps protoplasmique et des plus grosses expansions ; mais l'ignorance la plus absolue régnait relativement à la disposition des plus fins ramuscules protoplasmiques et aussi à l'existence et au trajet de la plus grande partie des expansions nerveuses. Pour expliquer les connexions dynamiques des corpuscules de l'écorce cérébrale, on admettait la doctrine des réseaux protoplasmiques de Gerlach que nous avons exposée précédemment.

3. Connaissance de l'existence de nombreuses fibres à myéline, disposées en petits faisceaux convergents dans les zones profondes et d'une façon irrégulière et plexiforme dans les zones moyennes. Ces fibres se continueraient par en haut avec les cylindres axes ou expansions basilaires des cellules pyramidales, et par en bas iraient constituer les tubes nerveux de la couronne rayonnante.

La structure microscopiqne de l'écorce cérébrale se trouvait dans cet état quand, armé de sa précieuse méthode de coloration des cellules nerveuses, Golgi entra en scène.

Les recherches de ce savant mirent hors de discussion les faits suivants :

1. La découverte de toute la ramure compliquée des expansions protoplasmiques des cellules pyramidales et la démonstration de l'absence d'anastomoses.

2. La démonstration de cylindres axes descendants pourvus de collatérales ramifiées chez presque toutes les cellules pyramidales de l'écorce.

3. L'existence, dans la substance grise, de cellules de deux sortes, différenciées par les propriétés de leur cylindre axe :

a) Cellules où cette expansion, après de nombreuses ramifications, perd son individualité ;

b) Cellules dont le prolongement nerveux, malgré ses nombreuses collatérales, conserve son individualité et se continue avec un tube de la substance blanche. Aux premières de ces cellules, Golgi attribuait, comme nous l'avons exposé précédemment, un rôle sensitif; aux secondes, il octroyait une fonction motrice.

4. La démonstration de la véritable structure de la névroglie, Golgi rapportant toute la trame connective des centres à l'entrelacement (sans anastomoses) des innombrables et fines expansions irradiées des corpuscules en araignée (cellules de Deiters).

Sauf quelques assertions physiologiques un tant soit peu aventureuses, telle la distinction déjà indiquée de cellules motrices et de cellules sensitives, les idées de Golgi furent plus ou moins complétement confirmées par Tartuferi, Mondino, Fusari, Nansen, Kœlliker, Todlt et Kahler, Obersteiner, Edinger, Retzius et nous.

Depuis Golgi, et malgré les six années écoulées depuis la publication de son important travail, c'est à peine si notre connaissance de l'histologie cérébrale s'est un peu amplifiée. Citons, néanmoins, Fleschig, qui est parvenu à mettre en évidence, au moyen d'une méthode spéciale de coloration, l'existence de la myéline dans les collatérales des fibres nerveuses de l'écorce (1890), et Martinotti qui, récemment (1891), a démontré qu'une partie des fibres de la première couche cérébrale provient de certaines cellules pyramidales dont le cylindre axe est ascendant.

En dépit du travail vraiment opiniâtre de tant de chercheurs et des méthodes d'analyse nouvellement introduites dans la science, les problèmes relatifs à la structure et au fonctionnement de l'écorce cérébrale restent aussi nombreux que transcendants.

Quelles propriétés possèdent les cellules nerveuses de la première couche ? Les collatérales des cylindres axes forment-elles un réseau ou se terminent-elles librement comme celles de la substance blanche de la moelle ? De quelle espèce de cellules partent les fibres constitutives du corps calleux ? Les cellules continuées par des fibres d'association, de projection et commissurales se trouvent-elles dans l'épaisseur de l'écorce en couches distinctes, ou bien sont-elles entremêlées avec les autres éléments comme cela arrive dans la moelle ? Dans quelle partie des cellules pyramidales commence l'excitation et quelle signification possède ce singulier panache que ces éléments, chez tous les vertébrés, dirigent vers la surface du cerveau ? Y a-t-il dans l'écorce des cellules motrices et des cellules sensitives ? La loi des connexions intercellulaires au moyen de contacts protoplasmico-nerveux, que nous avons trouvée vraie dans le cervelet, la moelle, le bulbe olfactif, etc., gouverne-t-elle aussi les rapports des éléments du cerveau ?

Il est évident que les anatomistes et physiologistes de ces deux derniers décennaires ont déjà donné à beaucoup de ces questions une solution plus ou moins ingénieuse. Mais ces solutions ne reposaient que sur des observations imparfaites ou sur des données d'anatomo-pathologie susceptibles de différentes interprétations. Aussi devenait-il indispensable de faire la revision complète du sujet, en soumettant avec impartialité la structure de l'écorce cérébrale aux méthodes d'analyse qui nous ont procuré de si excellents renseignements dans la moelle et le cervelet.

L'écorce cérébrale est un sujet très difficile, peut-être le plus difficile qu'il soit donné d'étudier à n'importe quel anatomiste ; la suprême dignité de l'organe et la complexité inextricable de son mécanisme exigent corrélativement une trame d'une complication immense, dont seuls les chercheurs les plus sagaces pourront démêler partiellement les fils, dans lesquels s'embrouilleront et se perdront constamment ceux qui s'imaginent que la nature est capable de développer des activités multiformes et très élevées à l'aide de mécanismes simples et de formules schématiques. Mais convenons aussi que la méthode suivie jusqu'à présent par Golgi et ses élèves, si excellente pour déceler certains détails de morphologie cellulaire, n'est pas la plus à propos pour arriver à la connaissance des connexions générales des corpuscules de l'écorce. Ces savants, et presque tous ceux qui ont appliqué à l'étude de ce sujet les méthodes modernes, se sont attaqués de préférence au cerveau de l'homme et des grands mammifères, dans lequel, à cause de l'énormité des distances, de l'intrication et du labyrinthe de la trame nerveuse, il est presque impossible de poursuivre un cylindre axe ou une collatérale depuis sa naissance jusqu'à sa terminaison.

Par contre, en utilisant les plus petits mammifères, et de préférence les nouveau-nés et les embryons eux-mêmes (souris, rat, chauve-souris, cobaye, etc.), les couches se réduisent, les distances se raccourcissent, la coloration des fibres nerveuses est plus constante, et ce n'est pas chose impossible de préciser avec rigueur l'origine, l'itinéraire et la terminaison de quelques fibres nerveuses. Telle a été notre méthode, et c'est à son emploi préféré que nous devons la découverte de quelques faits, qui, s'ils ne résolvent pas toutes les questions pendantes (car, étant donnée la difficulté de la tâche, c'est une entreprise insurmontable), du moins agrandissent un peu nos connaissances et servent peut-être pour que demain ces questions soient placées dans des conditions de solution prochaine.

Les résultats de cette méthode de recherche ne doivent pas nous inspirer quelque défiance dans leur généralisation au cerveau de l'homme et des mammifères supérieurs, vu que le cerveau est en substance identique chez tous les mammifères, les différences ne portant que sur la forme microscopique et le volume relatif des éléments de sa construction.

Passons maintenant à l'étude particulière de l'écorce cérébrale, en nous arrêtant à ces dispositions de structure qui ne manquent chez aucun mammifère et qui, pour cela, peuvent être considérées comme des traits fondamentaux de l'architecture corticale.

Dans cette écorce nous distinguerons quatre couches : une première, ou zone moléculaire ; une deuxième, ou des petites cellules pyramidales ; une troisième, ou des grandes cellules pyramidales; une quatrième, ou des corpuscules polymorphes. Les première et quatrième couches se distinguent bien des couches limitrophes ; mais il n'en est pas de même des deuxième et troisième qui se confondent par de graduelles transitions (Fig. 10).

Zone moléculaire. — Quand on examine cette couche sur des coupes de cerveau colorées simplement au carmin ou aux couleurs d'aniline, elle montre une apparence finement granuleuse ou réticulée. Çà et là s'offrent à la vue des petits noyaux, correspondant à des cellules de la névroglie, abondants surtout près de la pie-mère, et aussi d'autres noyaux plus grands, extrêmement rares, entourés d'un corps protoplasmique triangulaire ou fusiforme qui correspondent probablement à des cellules nerveuses.

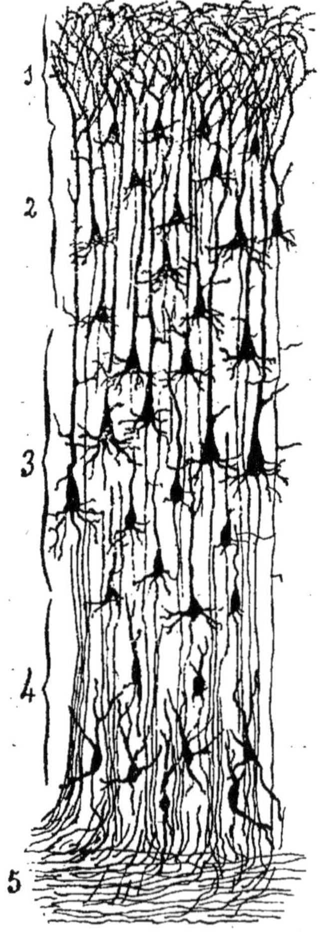

Fig. 10.

Coupe perpendiculaire de la substance grise d'une circonvolution cérébrale.

1) couche moléculaire; *2*) couche des petites cellules pyramidales; *3*) couche des grandes cellules pyramidales; *4*) couche des cellules polymorphes; *5*) substance blanche.

Dans la partie la plus superficielle de la zone moléculaire, Kœlliker a découvert un groupe de fibres horizontales à myéline, que confirmèrent plus tard Exner avec sa méthode à l'acide osmique et à l'ammoniaque, et Edinger, Obersteiner, Todlt, Martinotti, etc., avec le procédé plus excellent de Weigert-Pal. (Fig. 12, *A*.)

On savait peu ou rien relativement à l'origine de ces fibres nerveuses dont quelques-unes seulement paraissent descendre vers des couches plus profondes de l'écorce, quand, il y a deux ans, Martinotti, faisant usage de la méthode de Golgi, démontra deux faits importants : 1° Quelques-unes de ces fibres se coudent pour devenir verticales et se continuer avec des cylindres axes ascendants, provenant de certaines cellules pyramidales ; 2° la plus grande partie des fibres horizontales de la zone moléculaire se ramifient à plusieurs reprises comme si elles étaient les arborisations terminales de cylindres axes.

Mais le problème de l'origine de la plupart de ces fibres nerveuses restait à résoudre. Considérant que la zone superficielle contient des fibres nodulaires autochtones, beaucoup plus épaisses et plus nombreuses que celles qui descendent aux zones sous-adjacentes, nous avons conçu le soupçon que peut-être toutes les grosses fibres et une bonne partie des fines procédaient de ces corpuscules autochtones de la première couche encore mal connus, et que les auteurs, n'ayant pu les imprégner par la méthode de Golgi, inclinaient à considérer comme des cellules névrogliques.

Nos soupçons se confirmèrent, et nos recherches chez les animaux jeunes et de petite taille révélèrent l'existence de trois types cellulaires distincts :

1. *Cellules polygonales.* — Elles sont de moyenne grosseur (fig. 11, *D*), et de leurs angles émanent quatre ou six rameaux protoplasmiques, couverts d'aspérités, grêles, ramifiés à plusieurs reprises et plus ou moins divergents ; quelques-uns de ces rameaux descendent d'habitude jusqu'à la couche des petites cellules pyramidales. Le cylindre axe est fin ; il part d'ordinaire d'un côté de la cellule ou d'un gros rameau protoplasmique, et se dirige, tantôt obliquement, tantôt horizontalement, dans l'épaisseur de la zone moléculaire, se ramifiant plusieurs fois et se décomposant en un certain nombre de ramuscules variqueux, très longs et de trajet parallèle au plan de l'écorce. Jamais ces cylindres axes ne descendent comme ceux des cellules pyramidales jusqu'à la substance blanche.

Cellules spéciales de la zone moléculaire. — Nous avons décrit dans nos travaux antérieurs deux types de cellules horizontales : 1° les *cellules fusiformes* (fig. 11, *A* et *C*), pourvues de deux expansions protoplasmiques polaires, qui se coudent à une certaine distance de leur origine pour se diriger vers la surface du cerveau ; 2° les *cellules triangulaires ou étoilées* (fig. 11, *B*) dont les rameaux protoplasmiques cheminent aussi dans une direction plus ou moins horizontale, fournissant dans leur trajet des ramuscules qui en partent à angle droit et dont la marche est ascendante. Ce qui caractériserait ces deux types cellulaires, c'est la particularité qu'ils ont de posséder, non pas un, mais deux ou plusieurs prolongements nerveux étendus horizontalement dans l'épaisseur de la zone moléculaire où ils se divisent à plusieurs reprises à angle droit, parcourant ainsi un espace vraiment énorme.

N'ayant pu suivre d'une manière complète le trajet des grosses branches d'apparence protoplasmique, et soupçonnant que celles-ci affectent, peut-être aussi, au voisinage de leur terminaison, la ténuité, l'aspect lisse et la façon de se ramifier des expansions nerveuses, nous avons exécuté de nouvelles recherches chez le lapin et le cobaye, en choisissant, à cet effet, comme sujet d'étude, la région occipitale de l'écorce (Raie de Gennarii ou de Vicq d'Azyr). Ici la couche moléculaire atteint une épaisseur notable et les éléments cellulaires en question y abondent d'une façon remarquable. Le succès de

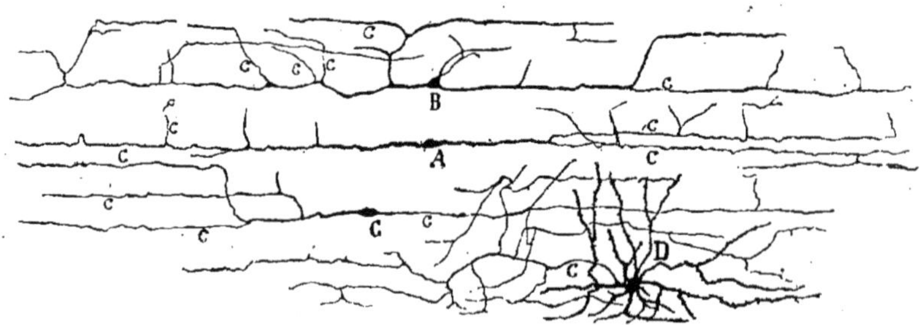

Fig. 11.

Cellules spéciales de la couche moléculaire de l'écorce cérébrale d'un chien âgé d'un jour.

A cellule fusiforme ; *B* cellule triangulaire ou étoilée ; *C* autre cellule fusiforme ; *D* cellule polygonale munie de prolongements protoplasmiques nombreux et d'un cylindre axe subdivisé un grand nombre de fois. — *c* indique les fibres cylindre axiles.

ces recherches était difficile, non seulement parce que les autres fibrilles nerveuses de la couche moléculaire s'imprègnent presque toujours en même temps que les cellules, objets de notre étude particulière, d'où des confusions possibles, mais encore parce que l'orientation irrégulière et l'énorme extension des expansions d'aspect protoplasmique (elles atteignent parfois $0^{mm},7$) empêche souvent qu'on puisse les observer dans leur totalité sur une seule coupe.

Néanmoins, à force d'essais, nous sommes parvenus à imprégner un certain nombre de cellules (voir fig. 11) dans lesquelles on peut surprendre la façon d'être des gros prolongements. Ces expansions, après un trajet tantôt horizontal, tantôt oblique, acquièrent peu à peu les caractères des cylindres axes (fig. 11, *A*) ou se décomposent en deux, trois ou plusieurs ramuscules ayant de même l'aspect cylindre axile.

En conséquence, on doit considérer les *cellules spéciales* de la couche moléculaire de l'écorce cérébrale comme une catégorie d'éléments nerveux dans lesquels il n'y aurait pas à distinguer des expansions fonctionnelles et des expansions protoplasmiques, ou, pour mieux dire, dans lesquels tous les prolongements ont la valeur de fibres nerveuses, si nous nous en rapportons au critérium morphologique.

Aussi notre description première doit-elle être modifiée de la façon suivante :

2. *Type fusiforme.* — Ce sont des cellules ovoïdes ou fusiformes, dirigées dans le plan horizontal (fig. 11, *A* et *C*) et possédant deux grosses tiges polaires presque rectilignes. Ces tiges, dont les contours sont à peu près lisses, fournissent à angle droit ou presque droit quelques ramuscules ascendants, puis elles se coudent pour se rapprocher de la surface du cerveau et se décomposer en deux, trois ou plusieurs filaments, très longs, variqueux, ayant l'apparence de fibres nerveuses. Ces filaments se ramifient (presque toujours à angle droit) exclusivement dans le territoire de la couche moléculaire. Le long de leur trajet, et souvent au niveau de leur coude (fig. 11, *C*), les grosses tiges donnent naissance à des ramilles très fines, horizontales, très longues, et pourvues elles-mêmes

de collatérales ascendantes. Il n'est pas rare de voir, comme on le remarque dans la fig. 11 en *A*, des tiges polaires qui, sans changer de direction et en s'amincissant graduellement, se transforment en un filament nerveux simple ou double.

3. *Type triangulaire ou étoilé* (fig. 11, *B*). — Il se distingue du précédent en ce que, au lieu de deux tiges polaires, le corps cellulaire en fournit trois ou plusieurs; celles-ci, quel que soit leur trajet initial, ne tardent pas à cheminer dans une direction horizontale sur un parcours très long et se transforment peu à peu en filaments d'aspect cylindre axile.

Sur leur trajet, les grosses tiges des cellules de ce type, tout comme celles des cellules bipolaires du type fusiforme, fournissent d'ordinaire de fines collatérales qu'il est impossible de distinguer des fibrilles nerveuses de la zone moléculaire.

Il existe beaucoup d'autres types de cellules de cette espèce, mais toutes se ressemblent en ce qui concerne les propriétés de leurs expansions.

Ces corpuscules spéciaux siègent dans la couche moléculaire de toutes les régions de l'écorce ; mais leur siège habituel est dans la moitié profonde ou interne de cette couche, au contraire des cellules étoilées ordinaires (pourvues d'un seul cylindre axe) qui se rencontrent de préférence dans la moitié externe. Ceci est, du moins, ce qui apparaît clairement dans la région occipitale inférieure du cerveau du lapin.

On trouve aussi chez les grands mammifères des cellules analogues ou y ressemblant beaucoup. Chez le fœtus de vache et de chien, où parfois nous sommes parvenu à les imprégner, elles se montrent, quoique avec des caractères quelque peu embryonnaires, pourvues d'expansions fortement variqueuses qui, elles aussi, prennent de bonne heure l'aspect de fibres nerveuses. Nous ne doutons point que ces éléments nerveux existent de même dans le cerveau humain, car les figures qui accompagnent le travail de Retzius sur l'écorce cérébrale chez le fœtus humain prouvent que ce savant est arrivé à les imprégner sans avoir pu cependant les étudier dans toutes leurs particularités.

D'ailleurs Retzius admet aujourd'hui que certains corpuscules de la couche moléculaire, qu'il croyait être de nature névroglique, correspondent probablement aux cellules pluripolaires que nous venons de décrire.

Il résulte de cet exposé que les éléments précités constituent un type cellulaire spécifique. Il ne faut cependant pas méconnaître l'analogie de ce type cellulaire avec certains spongioblastes de la rétine (spongioblastes à fibres rayonnées et très fines), dont les expansions variqueuses et horizontales ressemblent aussi à des fibres nerveuses. Le caractère différentiel le plus remarquable entre ces spongioblastes et les corpuscules spéciaux de l'écorce, c'est que ceux-ci fournissent des ramuscules pseudo-cylindres-axiles, non pas seulement et d'une manière exclusive à la terminaison des tiges protoplasmiques, mais aussi sur le trajet de ces mêmes tiges. Remarquons encore la particularité que possèdent en commun les spongioblastes rétiniens et les éléments spéciaux de l'écorce, d'habiter uniquement dans des zones moléculaires, c'est à dire en des régions où se trouvent les terminaisons des bouquets protoplasmiques provenant des cellules ganglionnaires sous-jacentes.

Retzius, dans un travail récent (juin 1893), a étudié à son tour ces éléments cellulaires singuliers, en observant sur des embryons d'homme et de mammifère. Pour lui aussi, confirmant en cela notre opinion, il s'agit de cellules spéciales munies de plusieurs expansions d'apparence nerveuse. Mais il ajoute un détail qui s'est présenté rarement dans nos préparations, c'est que les ramuscules collatéraux ascendants se terminent à la surface même du cerveau, au moyen d'une grosse nodosité. Les observations de Retzius ayant été faites sur des embryons, c'est à dire dans des conditions où les cellules peuvent ne pas se présenter avec leur développement complet, nous inclinons à considérer ces ramuscules ascendants sous-méningés comme une particularité évolutive comparable à celle que nous présentent de nombreuses autres cellules dans leur développement, comme les grains du cervelet et les cellules bipolaires des ganglions rachidiens.

La réunion de toutes ces fibres nerveuses autochtones, jointes à celles qui montent des zones sous-jacentes, constitue dans la première couche de l'écorce cérébrale un plexus très serré entre les mailles duquel passent les ramuscules terminaux des bouquets ou panaches ascendants des cellules pyramidales (fig. 13, *A*). Il est impossible de ne pas considérer cette singulière disposition qui, certainement, se trouve avec les mêmes caractères chez tous les vertébrés, comme un exemple important de transmission nerveuse *par contact*, *par contiguité*, comparable à celle qui a lieu dans le cervelet, entre les fibrilles parallèles et les arborisations protoplasmiques des cellules de Purkinje. Ce contact serait transversal ou oblique ; c'est pourquoi les branches terminales des cellules pyramidales possèdent des épines collatérales courtes, dans les intervalles desquelles semblent être contenues étroitement les plus fines fibrilles nerveuses dépourvues de myéline.

Avant de procéder à l'examen particulier de chacune des couches suivantes, il est bon de signaler les caractères morphologiques généraux que possède toute cellule pyramidale de l'écorce, à quelque couche qu'elle appartienne.

Caractères morphologiques généraux des cellules pyramidales. — Le corps est conique ou pyramidal avec une base inférieure d'où part toujours le cylindre axe. Les expansions protoplasmiques sont très nombreuses et doivent être distinguées selon leur origine en : *tige ascendante ou expansion primordiale ; collatérales de la tige ascendante, et expansions basilaires ou procédant du corps cellulaire* (fig. 10 et 12, *D*).

La *tige* est épaisse et se dirige en haut vers la surface du cerveau parallèlement aux *tiges* des autres cellules pyramidales ; dès qu'elle arrive à la zone moléculaire, elle se décompose et s'épanouit en un splendide panache ou bouquet de ramuscules protoplasmiques, se terminant librement entre les fibrilles nerveuses de cette zone. La réunion de tous les panaches périphériques donne lieu à un plexus protoplasmique très serré, auquel est dû l'aspect finement réticulé que montre cette partie de l'écorce dans les préparations ordinaires au carmin.

Suivant Golgi et Martinotti ces ramuscules protoplasmiques iraient se mettre en rapport avec les vaisseaux ou avec les cellules de la névroglie ; mais en réalité ces ramuscules n'ont pas de tels points d'élection ; ils se distribuent et se terminent dans toute l'épaisseur de la zone moléculaire, c'est à dire dans tous les points où il existe des arborisations nerveuses terminales. Retzius a vérifié aussi cette disposition chez les fœtus humains (1).

Nous appelons primordiale la *tige* protoplasmique, parce que, dans l'évolution de la cellule nerveuse, son apparition est antérieure à celle de tous les autres rameaux protoplasmiques, comme on peut le voir dans le schéma de l'évolution cellulaire (fig. 12).

Les expansions latérales de la tige partent de celle-ci à angle droit ou aigu, au niveau d'un épaississement, se dirigent sur les côtés et s'achèvent librement après quelques dichotomies.

Les expansions basilaires procèdent du corps de la cellule pyramidale, et se dirigent soit sur les côtés, soit en bas, en donnant des ramifications successives et en se perdant dans les régions voisines.

Le cylindre axe des cellules pyramidales part, comme nous l'avons dit, de leur base ou de l'origine d'une expansion protoplasmique basilaire ; il se dirige vers le bas, croise toutes les couches de l'écorce cérébrale et se termine dans la substance blanche où il se continue avec un tube nerveux. Les auteurs croyaient que cette continuation se réalisait toujours au moyen d'un coude ; mais nous avons démontré que souvent elle a lieu au moyen d'une bifurcation, donnant ainsi naissance à deux tubes de la substance blanche. Pendant son trajet à travers la substance grise, le cylindre axe émet de fines collatérales au nombre de 6 à 10, qui s'en détachent à angle droit, marchent tantôt horizontalement, tantôt obliquement et finissent par deux ou trois ramuscules extrêmement délicats.

(1) Nous avons fait la même observation sur l'écorce des circonvolutions occipitales de l'enfant. — Azoulay.

Telle est, chez les mammifères, la disposition de la cellule pyramidale que nous pourrions appeler *cellule psychique*, en invoquant sa morphologie spéciale et son gisement exclusif dans l'écorce cérébrale, substratum des activités nerveuses les plus élevées.

En descendant dans l'échelle des vertébrés, la forme du *corpuscule psychique* se simplifie, sa longueur et son volume décroissant parallèlement.

Chez les batraciens (fig. 12, *A*), toutes les expansions protoplasmiques se réduisent au bouquet terminel, ramifié

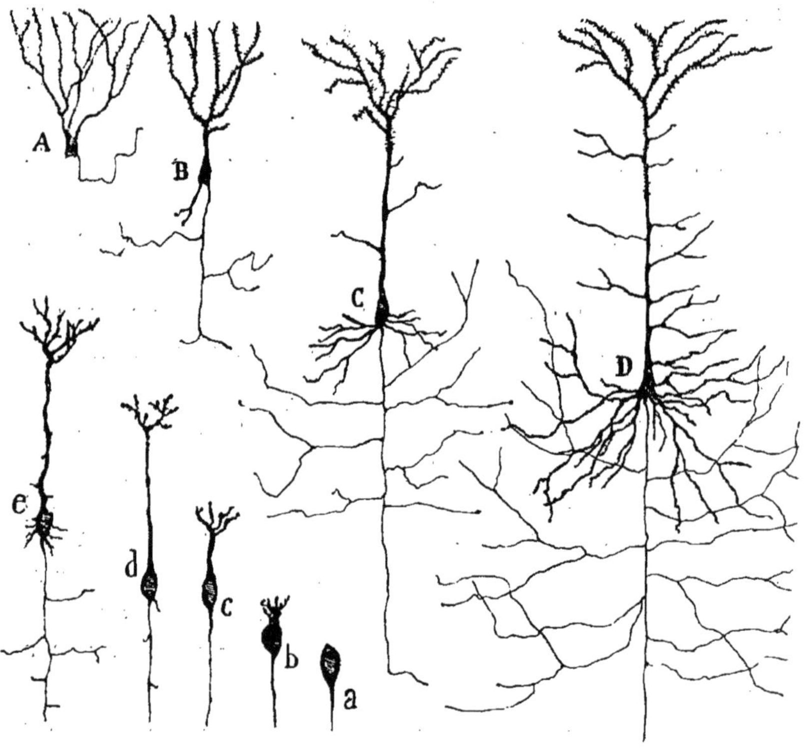

FIG. 12.

Schéma de l'évolution des cellules pyramidales dans la série animale.

La série supérieure des cellules montre la cellule psychique chez divers vertébrés : *A* grenouille ; *B* lézard des murailles ; *C* rat ; *D* homme. La série inférieure indique les phases évolutives traversées par la cellule psychique ou cellule pyramidale du cerveau : *a* neuroblaste sans tige protoplasmique ; *b* début de tige et de panache terminal : *c* tige plus développée ; *d* apparition des collatérales du cylindre axe ; *e* formation des expansions protoplasmiques du corps cellulaire et de la tige.

dans la zone moléculaire, zone qui apparaît notablement développée chez ces animaux. Aussi, les collatérales de la *tige* et les expansions basilaires manquent-elles.

Chez les reptiles (fig. 12, *B*), la tige périphérique commence déjà, mais il n'en part pas encore de collatérales; sur le corps cellulaire, et comme représentant des expansions basilaires des mammifères, on voit seulement un prolongement descendant plus ou moins ramifié.

DEUXIÈME ZONE OU DES PETITES CELLULES PYRAMIDALES. — Elle est composée de beaucoup d'éléments polyédriques ou pyramidaux de petite ou moyenne taille (de 10 à 12 μ).

La disposition générale des cellules pyramidales étant ainsi connue, c'est à peine s'il reste à ajouter quelque chose relativement à celles de ces cellules qui constituent la seconde couche de l'écorce cérébrale (fig. 10).

La dimension de ces cellules augmente de haut en bas, de même que la longueur de la tige périphérique. Cette dernière, souvent dichotomisée au voisinage du corps cellulaire, se termine par un panache ou bouquet assez ample, occupant, en s'entrelaçant avec celui des cellules voisines, presque toute l'épaisseur de la zone moléculaire. Les expansions basilaires de ces cellules sont assez nombreuses et ramifiées.

Quant au cylindre axe, il y a seulement à dire qu'il est très fin, descendant, et qu'il fournit à une certaine distance de son origine quatre ou cinq collatérales fines, dichotomisées une ou deux fois. Dans quelques cas, nous avons vu monter jusqu'à la zone moléculaire elle-même les collatérales les plus hautes de ces cylindres axes (fig. 13, *d*).

Comment se terminent les collatérales? Golgi qui les découvrit supposait qu'après des ramifications répétées, elles s'anastomosaient entre elles, pour collaborer à la formation de ce réseau interstitiel continu qu'il admettait dans la substance grise.

C'est là un de ces problèmes si considérables dont l'explication doit être cherchée seulement dans l'ontogénie et l'anatomie comparée. Les collatérales chez l'homme et le mammifère de grande taille, sont d'une longueur extraordinaire, et il n'y a pas de coupe, si épaisse qu'elle soit, qui permette d'examiner l'itinéraire complet de l'une de ces fibres.

Par contre, chez les embryons et chez les mammifères nouveau-nés de petite dimension, les collatérales sont extrêmement courtes et il est très facile de voir qu'elles se terminent par une varicosité sans arborisation finale aucune. Nous pourrons même assister, si nous pratiquons l'examen chez des fœtus suffisamment jeunes, à tout le processus de croissance des collatérales, depuis le moment où elles ne sont que de simples appendices verruqueux du cylindre axe jusqu'à celui où se développent leurs dichotomies terminales (fig. 12, *d*, *e*).

Chez les petits mammifères adultes, tels que le rat, la chauve-souris, la souris blanche, il est facile de vérifier une semblable disposition, quoique déjà les distances soient beaucoup plus grandes que chez les embryons (fig. 12, *C*).

Troisième couche ou des grandes cellules pyramidales (couche ammonique de Meynert). — Elle se distingue de la zone précédente seulement par le grand volume de ses corpuscules (de 20 à 30 μ), et par la plus grande longueur et épaisseur de leur tige périphérique. Vers la périphérie, cette couche se confond avec la précédente, grâce au changement graduel du volume des cellules ; vers l'intérieur, elle apparaît mieux limitée, quoiqu'il ne soit pas rare de voir de grandes cellules pyramidales éparses en pleine zone des éléments polymorphes (fig. 10, *3*).

Le cylindre axe est très épais ; il descend presque en ligne droite, et en arrivant à la substance blanche, se continue en général avec une fibre de projection ; dans certains cas il se bifurque ou fournit une grosse collatérale qui semble destinée à former le corps calleux (fig. 16, *B* et *G*).

Pendant leur trajet dans la substance grise, ces cylindres axes émettent six à huit collatérales horizontales ou obliques, dichotomisées deux ou trois fois. Les plus fins ramuscules se terminent librement au moyen d'une nodosité.

La tige ascendante, les expansions basilaires, etc., se comportent comme dans les petites cellules pyramidales.

COUCHE DES CELLULES POLYMORPHES (fig. 10, *4* et fig. 16, *D*). — Dans cette couche se trouvent renfermées quelques autres cellules pyramidales, soit géantes, soit de taille moyenne, et dont la tige périphérique se dirige vers la zone moléculaire ; mais la plupart des éléments qui se trouvent dans cette couche sont ovoïdes, fusiformes, triangulaires ou polygonaux. Deux signes caractérisent presque toutes ces cellules : d'abord le défaut d'orientation rigoureuse de la tige périphérique (il y a des exceptions), ensuite cette circonstance que, si longue cette tige soit-elle, jamais elle n'atteint la zone moléculaire, point

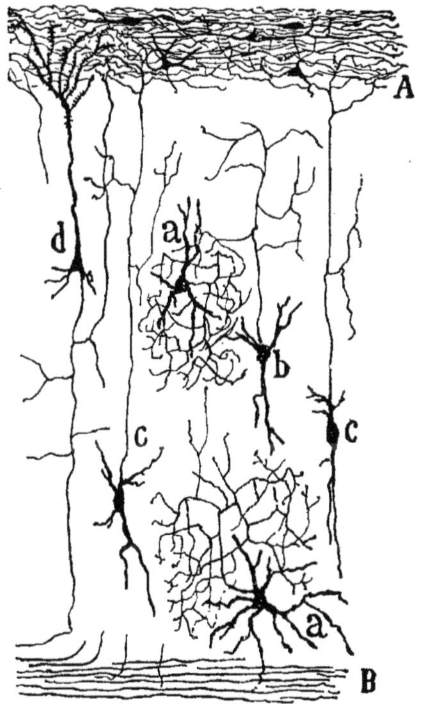

FIG. 13.

Coupe de la substance grise corticale d'un cerveau.

A couche moléculaire; *B* substance blanche; *a* cellule à cylindre axe court constituant une arborisation étendue; *b* cellule à cylindre axe ascendant qui n'atteint pas la couche moléculaire; *c* cellules à cylindre axe ascendant ramifié dans la couche moléculaire; *d* petite cellule pyramidale.

de rencontre des panaches ou bouquets de toutes les cellules pyramidales. La tige périphérique fait assez souvent défaut dans ces cellules; elle est alors représentée par deux ou plusieurs expansions courtes et obliques; il n'est pas rare de trouver aussi des cellules avec trois expansions protoplasmiques épaisses dont deux atteignent la substance blanche.

Le cylindre axe est fin et descendant; il fournit trois ou quatre collatérales, ramifiées plusieurs fois, et se continue, ou bien par un coude, ou bien au moyen d'une division en T avec un ou deux tubes nerveux de la substance blanche (fig. 16, *C*).

Cellules à cylindre axe court (fig. 13). — Entremêlées, quoique en petit nombre, aux éléments des trois dernières couches de l'écorce, elles se trouvent sous deux formes cellulaires, ayant pour caractère cette particularité que leur cylindre axe se termine en se ramifiant dans l'épaisseur même de la substance grise.

Ces deux espèces cellulaires sont : *les corpuscules sensitifs* de Golgi et *les cellules à cylindre axe ascendant* de Martinotti.

Les premières (fig. 13, *a*) ou *corpuscules sensitifs* de Golgi, sont d'ordinaire robustes, polygonales, et envoient des expansions protoplasmiques dans tous les sens. Le cylindre axe procédant, soit de la partie supérieure, soit de la partie latérale du corps cellulaire, marche dans une direction variable et se décompose à peu de distance, en une arborisation libre, variqueuse, dont les ramuscules enveloppent les corps des cellules voisines.

Golgi, qui a découvert ces corpuscules, pensait, qu'étant de ces cellules dont le cylindre axe perd rapidement son individualité, ils devaient jouir d'une activité sensitive. Mais, comme nous l'indiquerons plus loin, un fondement suffisant manque à une semblable induction. Il s'agit simplement de cellules à cylindre axe court, qui paraissent destinées à associer entre eux divers corpuscules voisins, sans qu'on puisse en aucune façon conjecturer la nature de l'action qu'ils accomplissent.

Les cellules à cylindre axe ascendant furent mentionnées

d'abord par Martinotti (fig. 13, *C*). Nous qui les avons étudiées chez les mammifères de petite taille, les avons trouvées dans les trois couches inférieures, mais surtout dans la zone des corpuscules polymorphes. Elles sont ou fusiformes, ou triangulaires, avec des expansions protoplasmiques ascendantes et descendantes. Le cylindre axe, qu'il n'est pas rare de voir partir d'une tige protoplasmique ascendante, monte presqu'en ligne droite jusqu'à la zone moléculaire où il se divise en deux ou trois grosses branches qui, en s'étendant et se ramifiant horizontalement, constituent une arborisation finale d'une très grande ampleur. Quelquefois il nous a semblé remarquer que l'arborisation terminale s'étalait non dans la première couche, mais dans celle des petites cellules pyramidales (fig. 13, *b*).

SUBSTANCE BLANCHE. — Elle est composée de quatre espèces de fibres : 1° *fibres de projection ;* 2° *fibres calleuses ou commissurales ;* 3° *fibres d'association* et 4° *fibres centripètes ou terminales.* Toutes ces fibres apparaissent confondues dans la substance blanche de l'écorce cérébrale des mammifères de grande taille (chien, mouton, bœuf, homme, etc.), car il est absolument impossible de déterminer par l'observation directe ni leur origine ni leur terminaison. Heureusement, chez les petits mammifères, les difficultés de l'analyse diminuent, la poursuite, sur un parcours assez considérable, de beaucoup de ces fibres étant rendue praticable.

Fibres de projection (fig. 15, *a* et *C*). — Ces fibres proviennent de toutes les régions de l'écorce en convergeant à travers le corps strié pour pénétrer dans les pédoncules cérébraux. Chez les petits mammifères, ces fibres, quand elles arrivent à la hauteur du corps calleux, émettent une grosse collatérale pour ce corps, ensuite elles descendent en petits faisceaux séparés par des cloisons de substance grise qu'elles pourvoient de collatérales très fines. Il existe aussi des cylindres axes de projection qui, en passant par le plan des fibres calleuses, ne fournissent aucune collatérale et maintiennent leur individualité et leur manque de ramifications dans toute l'épaisseur du corps strié.

De quelles cellules proviennent les fibres de projection ? Certains auteurs, Monakow entre autres, supposent que ces fibres sont la continuation exclusive des cellules pyramidales géantes, tandis que les fibres d'association et les fibres calleuses auraient leur origine dans les petites cellules pyramidales.

Les observations que nous avons faites relativement à ce point, quoiqu'elles soient bien loin d'être complètes, nous paraissent établir d'une manière indubitable que les fibres de projection émanent aussi bien des grandes cellules pyramidales que des petites, sans exclure même quelques corpuscules polymorphes ; cette provenance de cellules de dimensions variées pourrait servir à expliquer pourquoi les petits faisceaux de fibres de projection qui descendent à travers le corps strié, contiennent, mélangés, des cylindres axes gros et déliés.

Quant à la terminaison inférieure de ces fibres, l'observation directe à l'aide des méthodes anatomiques ne peut rien nous dire. Mais l'anatomie pathologique et la méthode de Fleschig nous enseignent qu'une bonne partie de ces fibres constitue la *voie* appelée *pyramidale*, voie descendante des incitations motrices volontaires.

Fibres d'association (fig. 14). — Ces fibres ont probablement leur origine dans les trois couches des cellules de l'écorce cérébrale (petites, grandes cellules pyramidales et cellules polymorphes) ; mais jusqu'à aujourd'hui, nous seuls sommes parvenus à observer *de visu* leurs connexions avec les corpuscules polymorphes, et, par ci par là, avec quelques cellules pyramidales géantes, ce qui peut dépendre de la facilité relative que l'on a de poursuivre le cylindre axe de ces corpuscules qui sont si proches de la substance blanche.

Le mode de continuation de ces cylindres axes avec les fibres d'association a lieu dans la plupart des cas par un simple coude ; néanmoins on trouve aussi des divisions en T avec des branches égales ou inégales (fig. 14, *c*). Dans ce dernier cas, la branche interne de bifurcation peut s'insinuer entre les fibres calleuses. De toutes façons, il est un fait qu'il convient de constater, c'est que beaucoup de fibres d'association, en conséquence de la direction et des connexions différentes de leurs deux branches de bifurcation, peuvent mettre en relation une cellule de tel ou tel point de l'écorce avec un grand nombre de cellules situées dans des territoires et peut-être dans des lobes distincts d'un même hémisphère.

Les fibres d'association augmentent en nombre proportionnellement à la masse de substance grise ; aussi chez l'homme et les grands mammifères, chez qui celle-ci apparaît repliée en circonvolutions, les fibres d'association forment-elles par leur abondance la masse principale de la substance blanche. La quantité et la longueur extraordinaires de ces fibres et leur mélange intime aux fibres de projection et aux fibres calleuses, rendent tout à fait impossible la poursuite anatomique de l'une d'elles ; c'est pourquoi il est de tout point nécessaire d'observer de petits cerveaux (rat, chauve-souris, souris, etc.), non seulement à cause de la petitesse relative des distances, mais encore parce que les systèmes de fibres d'association, commissurales et de projection, apparaissent dans certaines régions parfaitement délimitées.

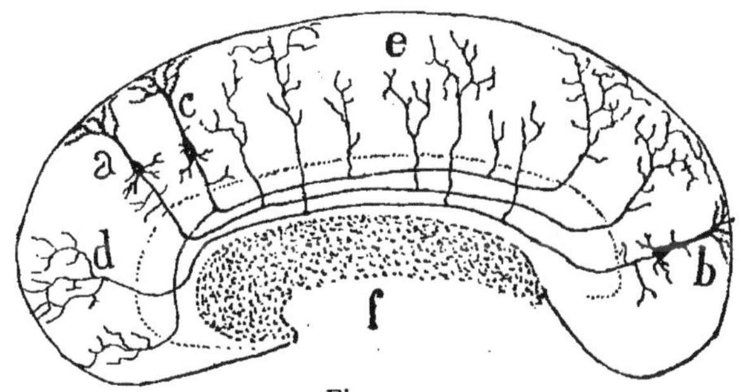

Fig. 14.

Schéma d'une coupe antéro-postérieure du cerveau montrant la disposition des fibres d'association entre les lobes antérieur et postérieur.

a, *b*, *c* cellules pyramidales ; *d* arborisation nerveuse terminale ; *e* arborisations ascendantes des collatérales des fibres d'association ; *f* corps calleux coupé en travers.

Collatérales des fibres d'association. — L'application de la méthode de Golgi aux mammifères, petits et nouveau-nés, nous a permis de découvrir un fait d'une certaine importance : l'existence, dans beaucoup de fibres d'association, de ramuscules collatéraux très fins, ascendants et ramifiés dans les diverses couches de l'écorce grise placée au-dessus (fig. 14, *e*). En choisissant pour l'examen certaines régions favorables, par exemple la face interne des hémisphères, on observe que quelques collatérales atteignent la zone moléculaire elle-même, où elles se terminent par des arborisations libres, étendues, disposition qui apparaît aussi d'une façon évidente dans l'écorce cérébrale des reptiles. En outre de ces collatérales radiées destinées à la substance grise, on en découvre d'autres qui paraissent se terminer dans la substance blanche ou à la limite profonde de la grise; leur orientation est moins régulière que celle des collatérales radiées, et elles paraissent destinées à établir des connexions avec les nombreuses expansions protoplasmiques descendantes logées et terminées en pleine substance blanche. Ces collatérales *pour la substance blanche* doivent être rapprochées des collatérales périphériques que l'on voit chez les batraciens et les reptiles et qui se ramifient entre les branches d'un plexus protoplasmique périmédullaire.

Quant à la terminaison des fibres d'association, elle a lieu de la même façon que pour les fibres de la substance blanche

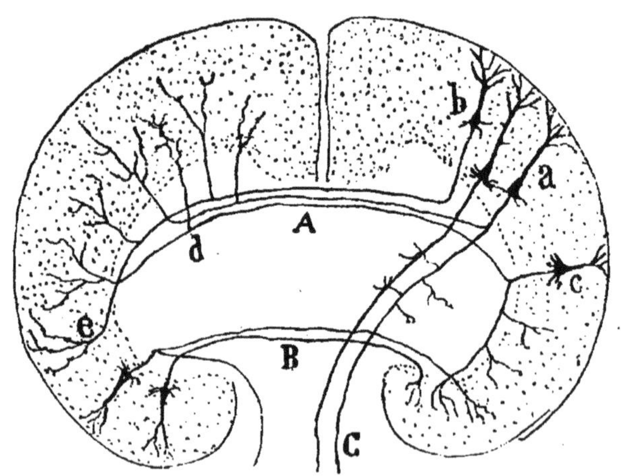

FIG. 15.

Schéma d'une coupe transversale du cerveau montrant la disposition probable des fibres commissurales et de projection.

A corps calleux; *B* commissure antérieure; *C* voie pyramidale constituée par des fibres de projection.

de la moelle, c'est à dire au moyen d'arborisations libres et variqueuses, si étendues qu'elles embrassent presque toute l'épaisseur de l'écorce, y compris la zone moléculaire (fig. 14, *a*).

Fibres calleuses (fig. 15, *A*). — Elles sont situées au-dessous des fibres d'association et constituent, chez les petits mammifères, un plan transversal bien limité qui sert de couverture aux ventricules latéraux. L'attention est immédiatement appelée sur ces fibres dans les bonnes imprégnations du corps calleux par le chromate d'argent, à cause de leur extrême délicatesse ; on dirait que ce sont de simples collatérales de cylindres axes. Sur les préparations exécutées avec la méthode de Weigert-Pal, elles présentent aussi une gaine de myéline singulièrement déliée. Les fibres calleuses proviennent de tous les points de l'écorce cérébrale d'un hémisphère et se terminent dans tous les points de l'autre hémisphère, sauf à la région sphénoïdale, où les fibres commissurales marchent en faisceau séparé pour constituer la commissure antérieure (fig. 15, *B*).

Quand on examine des coupes transversales du cerveau d'un rat nouveau-né, et lorsque le chromate d'argent s'y est fixé avec un certain exclusivisme sur les fibres calleuses, on remarque que beaucoup de celles-ci émettent, de préférence en certains points, des collatérales très fines qui se comportent à la façon de celles qui proviennent des fibres d'association. En général, chaque fibre calleuse fournit deux ou, au plus, trois de ces filaments, qui, se détachant à angle presque droit, montent et se perdent dans la substance grise située au-dessus, où ils se terminent librement. Il y a des divisions de ces fibres calleuses qui paraissent être de véritables bifurcations, la fibre commissurale se résolvant en un filament qui suit le trajet horizontal primitif et en un autre qui pénètre dans la substance grise (fig. 15, *d*).

Comment naissent les fibres calleuses ? Représentent-elles la continuation de cylindres axes directs, ou, plutôt, correspondent-elles à des collatérales de la substance blanche ? Ne pourrait-il pas se faire que le corps calleux, à l'exemple de la commissure antérieure de la moelle, contienne des cylindres axes directs et des fibres collatérales de la substance blanche ?

Cette dernière opinion est celle qui est le mieux en harmonie avec nos observations. On remarque, en effet, dans beaucoup de points de la substance blanche, que certains cylindres axes, soit d'association, soit de projection, émettent une fine collatérale qui pénètre dans le corps calleux ; parfois, c'est plus qu'un rameau collatéral, la fibre pour le corps calleux paraissant être une branche de bifurcation.

D'autre part, il n'est pas rare d'observer que certaines fibres nées des divers plans de la substance grise, principalement au niveau des petites cellules pyramidales, descendent vers le plan du corps calleux, et se continuent au moyen d'une inflexion avec les fibres propres de celui-ci. Or, ces fibres, qui ressemblent à des cylindres axes, pourraient représenter la continuation directe de quelques expansions fonctionnelles des petits corpuscules de l'écorce. Toutefois, hâtons-nous de dire que nous ne sommes pas encore parvenu à avoir la confirmation directe de cette interprétation.

Comment se terminent les fibres calleuses ? C'est là un point très obscur que jusqu'à présent nous n'avons pas été en état d'éclaircir malgré des recherches très opiniâtres. Quelquefois nous sommes arrivé à voir que certaines fibrilles calleuses montaient à travers la substance grise et s'y ramifiaient, mais, malheureusement, nous n'avons pu poursuivre l'arborisation complète, ni, par suite, établir les connexions des derniers ramuscules (fig. 15, *e*). Il est donc nécessaire d'entreprendre sur ce thème de nouvelles investigations.

En résumé, la fibre calleuse, dans notre conception, ne représente pas, comme on le croyait auparavant, un trait d'union entre deux régions symétriques de chaque hémisphère, mais un système d'association transversal très complexe, dans lequel, la fibre née, par exemple, d'un point d'un hémisphère peut se mettre en rapport de contact, non seulement avec des cellules symétriques du point opposé, mais aussi avec d'autres nombreux éléments (au moyen des collatérales) de diverses régions et couches de l'écorce.

Fibres ramifiées dans la substance grise (fig. 16, *E*). — Nous avons déjà dit, il y a peu d'instants, que dans l'écorce grise pénétraient des fibres d'association provenant de territoires plus ou moins éloignés d'un même hémisphère, et que ces fibres se ramifiaient largement dans la substance grise. Mais, en outre, il existe d'autres fibres beaucoup plus épaisses procédant, peut-être, de la moelle, du cervelet, etc., et qui, ayant d'ordinaire une marche oblique ou horizontale à travers la substance grise, constituent dans toute l'épaisseur de celle-ci, y compris la zone moléculaire, une ramification d'une extension énorme. Les dernières branches de cette ramification forment des arborisations variqueuses qui paraissent envelopper de préférence les petites cellules pyramidales. Ces fibres représentent-elles, par hasard, la terminaison cérébrale des nerfs sensitifs, ou, au moins, celle des cylindres axes provenant de cellules unies aux derniers ramuscules des nerfs sensitifs ? Cela paraît probable, mais ne peut être assuré. Du reste, ces fibres s'imprègnent très facilement chez les reptiles chez qui les principales arborisations se condensent dans la zone moléculaire.

Ce qui est le plus fondamental dans l'histologie de l'écorce cérébrale étant ainsi consigné, nous allons exposer maintenant quelques considérations sur les connexions des corpuscules nerveux qui la constituent.

Connexions des cellules de la première couche de l'écorce cérébrale. — Nous avons vu précédemment que toutes les cellules pyramidales envoient un panache ou bouquet protoplasmique à la zone moléculaire, point commun de concours d'une infinité de fibres nerveuses terminales. Grâce à cet assemblage protoplasmico-nerveux, dont l'importance doit être grande, puisqu'il ne manque dans l'écorce cérébrale d'aucun vertébré, les cellules pyramidales peuvent recevoir l'excitation d'un grand nombre d'éléments. Déclarons tout de suite qu'à notre avis, les connexions ont lieu par le contact des arborisations terminales et des collatérales des cylindres axes d'un côté, avec le corps cellulaire et les expansions protoplasmiques de l'autre. Le sens du courant est *cellulifuge* dans le cylindre axe, et *cellulipète* dans le corps cellulaire et les expansions protoplasmiques (Cajal, van Gehuchten) ou, en d'autres termes, les expansions protoplasmiques et le corps cellulaire reçoivent toujours les courants, tandis que les ramifications terminales des cylindres axes et de leurs collatérales les transmettent.

A l'aide de ces prémisses, nous pouvons maintenant essayer d'interpréter les connexions de la première couche de l'écorce cérébrale ou zone moléculaire. Au niveau de cette zone, le panache terminal des cellules pyramidales peut recevoir des courants : 1° des cellules autochtones de la zone moléculaire, grâce à leurs ramifications nerveuses ; 2° des cellules fusiformes verticales de l'écorce, à la faveur de l'arborisation supérieure de leur cylindre axe ascendant ; 3° des cellules pyramidales d'association, siégeant en des points plus ou moins éloignés de l'écorce, au moyen de leurs collatérales ascendantes et de l'arborisation terminale de leurs cylindres axes ; 4° des cellules, peut-être, du cervelet, de la moelle, etc., par l'intermédiaire des arborisations nerveuses étendues que forment dans toute la substance grise certaines grosses fibres venues de la substance blanche ; 5° peut-être de cellules de l'hémisphère opposé, par l'entremise des branches terminales des fibres calleuses.

Connexions au niveau des zones des cellules pyramidales et des corpuscules polymorphes. — Ces connexions sont d'une extrême complication ; elles ont lieu entre le corps cellulaire, la tige et les expansions protoplasmiques de ces cellules d'un côté, et cinq espèces de fibres nerveuses de l'autre ; ces dernières sont : les collatérales de la substance blanche, les collatérales du corps calleux, les fibres terminales d'association interlobaires et extra-centrales, les arborisations nerveuses des cellules (sensitives) de Golgi, et enfin, les fibrilles collatérales, en nombre infini, émanées du cylindre axe des cellules des trois couches profondes de la substance grise, pendant son trajet intracortical. Le plexus formé autour de ces cellules par un si grand nombre de filaments est si inextricable que ce serait une prétention téméraire de préciser de point en point toutes les connexions individuelles d'une cellule pyramidale.

Nous dirons seulement, et à titre de conjecture probable, que grâce à ce plexus fibrillaire les cellules pyramidales peuvent subir l'action : 1° des cellules à cylindre axe court (cellules de Golgi) situées dans la couche des cellules pyramidales; 2° des cellules d'association siégeant dans divers lobules d'un même hémisphère; 3° de cellules habitant dans l'hémisphère opposé (au moyen des fibres calleuses ou de la commissure antérieure); 4° de cellules de la sphère sensitive; 5° de cellules gisant dans les couches placées au-dessus de la même région corticale (fig. 16).

Cette dernière connexion est, sûrement, une des plus importantes; elle paraît s'établir entre les deux facteurs suivants : 1° ramuscules collatéraux des cylindres axes des cellules pyramidales placées au-dessus; 2° corps, tige protoplasmique et expansions basilaires des cellules pyramidales situées dans les zones sous-jacentes. Chaque collatérale, grâce à sa grande longueur, à ses ramifications et à son parcours plus ou moins horizontal, peut toucher transversalement aux tiges protoplasmiques et aux corps de centaines de cellules, de sorte qu'une seule petite cellule pyramidale peut, par l'intermédiaire de ses collatérales nerveuses, influer sur plusieurs séries de cellules pyramidales moyennes et petites situées au-dessous d'elle. A son tour chaque grande cellule pyramidale, par suite de la surface considérable de contact et, par suite, de transmission, que représentent sa tige et ses collatérales protoplasmiques et ses expansions basilaires descendantes, peut recevoir les courants d'un grand nombre de cellules pyramidales situées au-dessus d'elle (fig. 16, *A*, *B*, *C*, *D*).

Dans l'hypothèse déjà mentionnée de la polarité dynamique des expansions cellulaires, le courant doit marcher dans l'écorce grise des petites cellules pyramidales aux grandes et de celles-ci aux corpuscules polymorphes. Dans la figure 16, les flèches indiquent la direction des courants.

Si nous connaissions d'une façon positive le point de terminaison des fibres nerveuses sensitives venues de la moelle ou de stations plus proches de l'encéphale, on pourrait établir, avec quelques apparences de certitude, où commence le courant du mouvement volontaire dans les cellules de projection. Malgré notre ignorance sur ce sujet intéressant, il ne manque point de données pour bâtir une hypothèse. Ainsi, par exemple, les fibres nerveuses sensorielles, comparables à plus d'un point de vue aux fibres sensitives, on les voit se terminer toujours par des arborisations libres, dans la couche molé-

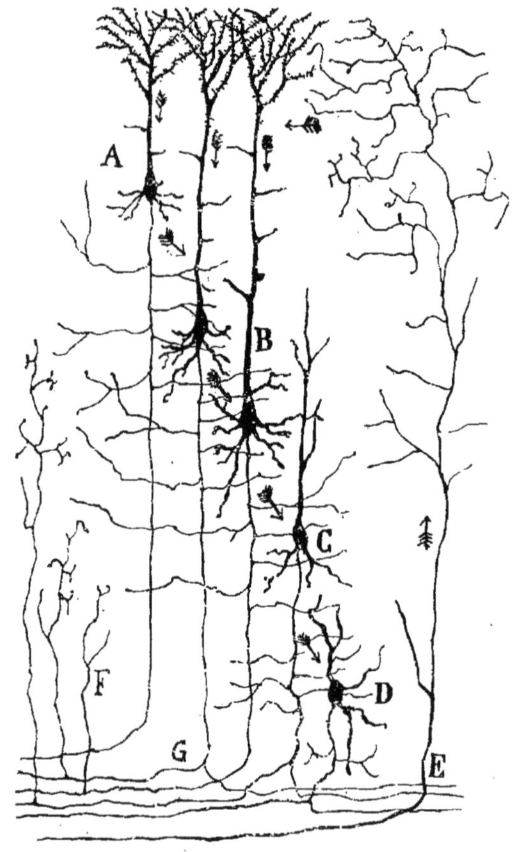

Fig. 16.

Schéma montrant la marche probable des courants et les connexions nervoso-protoplasmiques dans les cellules de l'écorce cérébrale.

A petite cellule pyramidale ; *B* grande cellule pyramidale ; *C* et *D* corpuscules polymorphes ; *E* fibre terminale venue d'autres centres ; *F* collatérales de la substance blanche ; *G* cylindre axe bifurqué dans la substance blanche.

culaire du cerveau, ou dans la couche équivalente des autres centres nerveux (couche corticale du lobe optique des oiseaux) en se mettant en relation avec les panaches protoplasmiques périphériques des cellules allongées. Cette disposition est parfaitement démontrable dans le lobe olfactif des mammifères ; ici une bonne partie des fibres venues du bulbe olfactif envoie des branches collatérales et terminales à une zone superficielle qui est le point de réunion des bouquets protoplasmiques des cellules pyramidales et la représentation exacte de la couche moléculaire de l'écorce cérébrale. Dans l'écorce cérébrale des reptiles, non seulement les fibres olfactives, mais encore tous les cylindres axes profonds, parmi lesquels il faut probablement compter les fibres sensitives arrivées de la moelle, se ramifient de préférence dans la couche superficielle ou moléculaire de l'écorce.

Ces raisons et d'autres encore nous font incliner à penser que l'incitation du mouvement volontaire commence dans le panache ou bouquet nerveux des cellules pyramidales et qu'elle s'engendre dans l'épaisseur de la zone moléculaire. Ceci expliquerait pourquoi les physiologistes, qui ont soumis l'écorce cérébrale à l'action de stimulants mécaniques, chimiques et électriques, ont provoqué des mouvements en des groupes déterminés de muscles : l'excitation diffusée dans la zone moléculaire agirait de préférence, soit directement sur le panache des cellules pyramidales, soit indirectement sur les fibrilles nerveuses de cette zone qui sont en connexions intimes avec ce panache ; de sorte que le stimulant agirait sur le même point que la volonté de l'animal soumis à l'expérience.

Types morphologiques des cellules cérébrales. — Il est une question qui a toujours préoccupé les anatomistes, c'est celle de déduire des caractères morphologiques d'un corpuscule nerveux la nature de la fonction qu'il remplit. C'est ainsi que Golgi a supposé que dans les centres nerveux il existe deux types cellulaires différant morphologiquement et physiologiquement : 1° des cellules dont le cylindre axe perd rapidement son individualité à force de se ramifier ; 2° des cellules dont le cylindre axe conserve son individualité jusqu'à la substance blanche, non sans avoir fourni auparavant des collatérales pour la substance grise. Le premier type serait sensitif, parce que les branches de son cylindre axe s'enlacent avec les réseaux émanés des fibrilles centripètes ; le second type aurait un caractère moteur, parce que son cylindre axe se continuerait avec les racines motrices.

Cette classification de Golgi ne peut se soutenir (c'est ce que Kœlliker, His, Waldeyer, van Gehuchten, etc., ont reconnu) ni sur le terrain morphologique, ni sur le terrain physiologique.

Morphologiquement, les cellules du premier type ou sensitives ne diffèrent de celles du second type ou motrices, que par la longueur du cylindre axe. Chez les premières, celui-ci est court et ne sort pas de la substance grise ou il se termine par une arborisation libre, très proche de son origine ; chez les secondes, l'expansion fonctionnelle est longue, elle marche vers la substance blanche et envoie son arborisation terminale à d'autres centres nerveux ou à des organes extra-centraux. Pour cette raison nous avons désigné les deux types cellulaires de Golgi par les noms de : *cellules à cylindre axe court*, et *cellules à cylindre axe long*, nomenclature qui a été admise par divers auteurs en ce qu'elle ne préjuge rien relativement à la physiologie cellulaire.

Physiologiquement, il n'est pas possible, non plus, de maintenir la distinction des deux types cellulaires de Golgi ; parce que : 1° des organes manifestement sensitifs, comme la rétine, le bulbe olfactif, la muqueuse olfactive, etc., contiennent un grand nombre de cellules à cylindre axe long (cellules motrices de Golgi) ; 2° des organes affectés, manifestement, à la sphère motrice, comme le cervelet, la région psychomotrice de l'écorce cérébrale, contiennent un grand nombre de corpuscules à cylindre axe court.

En réalité, les types morphologiques de l'écorce cérébrale correspondent à trois espèces : 1° *Les cellules à cylindre axe court* (cellules sensitives de Golgi, cellules polygonales, et quelques cellules fusiformes de la première couche de l'écorce cérébrale) ; 2° *les cellules à cylindre axe long* (cellules pyramidales, corpuscules polymorphes, etc.) ; 3° *les cellules spéciales dont les expansions ont toutes l'aspect cylindre axile* (les cellules bipolaires et triangulaires de la deuxième couche). Ces dernières existent aussi chez les batraciens et les reptiles; elles présentent cette particularité que toutes les expansions, au début assez grosses, acquièrent peu à peu, et à mesure qu'elles se ramifient, l'aspect de fibres nerveuses. Si l'on arrivait à démontrer aussi chez les mammifères (chose à laquelle jusqu'à présent nous ne sommes pas parvenu), que toute expansion d'aspect protoplasmique des cellules fusiformes et triangulaires de la première couche de l'écorce cérébrale se termine par des fibres fines, semblables à des ramuscules nerveux, alors le cerveau pourrait être assimilé à la rétine et au bulbe olfactif, où, en outre des deux types principaux de cellules, s'en rencontre un autre caractérisé par l'absence de différenciation en expansions protoplasmiques et nerveuses.

En résumé, dans l'état actuel de la science il n'est pas possible de rattacher une modalité fonctionnelle déterminée (sensitive, motrice, sensorielle, commissurale, d'association, etc.), à une morphologie spéciale des cellules nerveuses. Et cette même affirmation pourrait être faite, quoique avec certaines restrictions, pour les couches de l'écorce cérébrale, c'est à dire que les corpuscules commissuraux, d'association et de projection, ne siègent pas exclusivement dans telle ou telle couche, mais qu'ils paraissent les habiter toutes, en s'entremêlant d'une manière intime. C'est là une disposition qui explique peut-être l'extrême rareté des altérations intellectuelles bien limitées à une sphère d'activité et la conservation des fonctions cérébrales dans les cas de grave lésion de tel ou tel département encéphalique.

ÉCORCE CÉRÉBRALE DES VERTÉBRÉS INFÉRIEURS

REPTILES

Parmi les vertébrés inférieurs (oiseaux, reptiles, batraciens, poissons) les reptiles sont les seuls, comme l'a fait remarquer Edinger, qui possèdent une écorce comparable à celle des mammifères. Voici quelles sont les couches que présente la vésicule antérieure de *Lacerta agilis* (fig. 17), comme exemple des reptiles.

1° *Couche moléculaire.* — Sa structure comporte trois éléments, comme chez les mammifères : *a*, le bouquet terminal des cellules pyramidales ; *b*, les expansions horizontales de certaines cellules fusiformes ou globulaires comparables aux corpuscules spéciaux de la même couche chez les mammifères ; *c*, les arborisations terminales d'une infinité de fibres

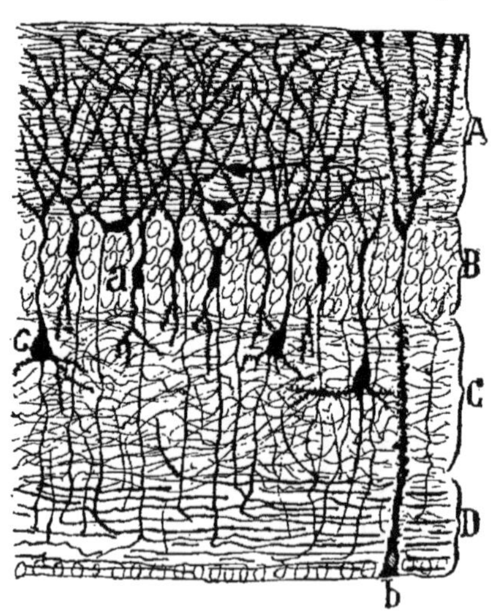

Fig. 17.

Coupe de l'écorce cérébrale de *Lacerta agilis*.

A couche moléculaire ou plexiforme superficielle ; *B* couche des cellules pyramidales ; *C* couche moléculaire ou plexiforme profonde ou inférieure ; *a* cellule pyramidale ; *b* cellule épithéliale ; *c* cellule pyramidale de la couche plexiforme inférieure.

nerveuses dont les unes sont des collatérales ou des tubes nerveux terminaux de la substance blanche, et dont les autres représentent des collatérales ascendantes des cylindres axes partis des cellules de la substance grise.

2° *Couche des cellules pyramidales.* — Elle est constituée par plusieurs séries compactes de corpuscules d'aspect tantôt fusiforme, tantôt triangulaire, tantôt pyramidal. Les expansions protoplasmiques de ces cellules se perdent dans la zone moléculaire ; leurs cylindres axes vont à la substance blanche.

3° *Couche plexiforme.* — Elle contient quelques grandes cellules pyramidales, qui se comportent comme les précédentes et n'en diffèrent que peu. Mais ce qui domine dans cette couche c'est le nombre considérable des fibres nerveuses disposées en plexus serré. Ces fibres représentent, pour la plupart, des collatérales provenant de la substance blanche et du trajet descendant des cylindres axes des cellules pyramidales.

4° *Couche de la substance blanche.* — On y distingue des fibres calleuses, des fibres de projection et peut-être aussi des fibres d'association. La névroglie est représentée ici, comme l'a signalé le premier, P. Ramon, par des cellules épithéliales rayonnantes, qui débutant dans le ventricule, se terminent au moyen d'un panache de filaments épineux à la surface même du cerveau.

BATRACIENS

Chez les batraciens les recherches de Oyarzum, Edinger et les nôtres prouvent que, si l'écorce cérébrale est assimilable à celle des mammifères quant à la morphologie des cellules, elle ne l'est plus quant au nombre des couches et au trajet des fibres nerveuses (fig. 18).

Chez la grenouille, par exemple, il n'existe pas plus de deux couches nerveuses bien délimitées : 1° *La zone moléculaire* ou superficielle ayant, comme chez les reptiles et les mammifères, pour éléments de sa structure : la réunion des panaches épineux des cellules pyramidales ; les expansions des cellules nerveuses horizontales, non différenciées en prolongements protoplasmiques et nerveux, et enfin les arborisations terminales d'une quantité innombrable de fibres nerveuses ascendantes ; 2° *la zone des cellules pyramidales* qui occupent toute la moitié inférieure de l'écorce et dont les expansions nerveuses, pour l'immense majorité ascendantes, se distribuent et se ramifient dans la zone moléculaire.

Oyarzum a aussi observé des cellules pyramidales dont les cylindres axes se dirigeraient en arrière ; elles représenteraient probablement des fibres de projection. Mais ces cellules ne se trouvent pas dans toutes les régions de la vésicule antérieure ; elles manquent dans la région supérieure des hémisphères.

Calleja aussi a vu récemment dans l'écorce de *Pleurodeles Waltii*, en outre des cellules pyramidales à cylindre axe ascendant, des cellules du type sensitif de Golgi, dont l'arborisation courte forme un plexus entre les corps des cellules pyramidales et une partie de la couche moléculaire située au-dessus.

A quelles cellules de l'écorce des mammifères correspondent

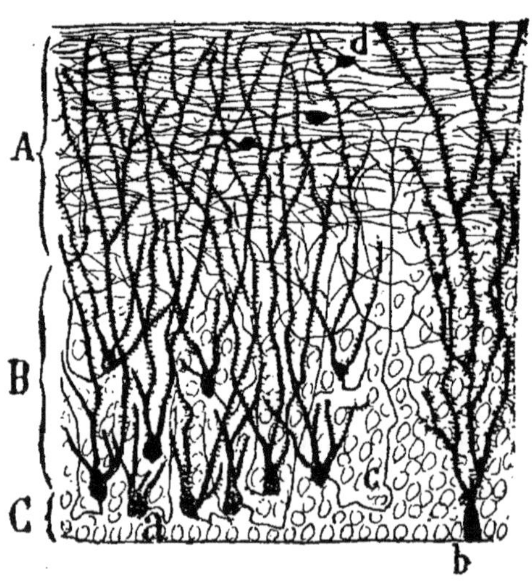

Fig. 18.

Coupe de l'écorce cérébrale de la grenouille.

A couche moléculaire ; *B* couche des cellules pyramidales ; *C* couche épithéliale ; *a* corps d'une cellule pyramidale donnant naissance à : *c* cylindre axe ascendant ; *d* cellule de la couche moléculaire ; *b* cellule épithéliale avec des ramifications parvenant jusque sous la pie-mère.

les cellules pyramidales de la grenouille ? Nous croyons qu'on pourrait les considérer comme des cellules d'association dont le cylindre axe, au lieu de cheminer horizontalement sur un grand parcours dans les régions voisines des cavités ventriculaires, monterait, rapidement, à peu de distance de son origine, vers la couche moléculaire pour mettre en relation un nombre considérable de cellules pyramidales au moyen des arborisations très étendues qu'il émet dans cette couche. Les cellules commissurales manqueraient complètement dans l'écorce cérébrale de la grenouille, et les cellules de projection n'existeraient que dans la région inférieure de la vésicule antérieure.

Quant à la névroglie, qui a été décrite en détails par Oyarzum, elle est représentée comme chez les reptiles par des cellules épithéliales dont le grand bouquet de ramifications périphériques se termine sous la pie-mère à l'aide de dilatations coniques (fig. 18, *b*).

OISEAUX

L'écorce cérébrale des oiseaux (région sus-ventriculaire), suivant ce qui résulte des études récentes de Cl. Sala, ne dénote pas un progrès bien réel sur celle des reptiles. Par l'absence de couche de la substance blanche, par la prédominance dans cette écorce des cellules à cylindre axe ascendant, par son défaut de cellules commissurales, cette écorce semble être plus voisine de celle des batraciens que de celle des reptiles. — Ses couches sont au nombre de trois : 1re ou moléculaire ; 2me ou des petites et grandes cellules pyramidales ; 3me ou des cellules étoilées (fig. 19).

La couche moléculaire a la même structure que chez les reptiles et les batraciens ; il s'y fait un entrelacement des fibres nerveuses ascendantes, des expansions protoplasmiques des cellules pyramidales et des prolongements pseudo-nerveux de certains corpuscules globuleux ou fusiformes, spéciaux.

La couche des cellules pyramidales a pour charpente plusieurs séries d'éléments plus ou moins allongés, à expansions protoplasmiques ascendantes et descendantes : les expansions ascendantes atteignent la couche moléculaire, tandis que les descendantes se ramifient dans la troisième couche. Les cylindres axes de ces éléments tantôt se terminent à peu de distance par des ramifications libres entre les corps des cellules pyramidales, tantôt remontent vers la couche moléculaire où ils se ramifient d'une façon luxuriante. Parmi ces cellules on en voit quelques-unes dont le cylindre axe parcourt dans un sens vertical la portion interhémisphérique de l'écorce, pour aboutir avec un grand nombre d'autres à un faisceau profond et antéro-postérieur qui représenterait peut-être un système de projection, c'est le *faisceau de la paroi de la fissure longitudinale* (*Bündeln der sagittalen Scheidewand* des Allemands).

La couche des cellules étoilées se trouve tout contre l'épithélium ; les expansions protoplasmiques de ces cellules vont en tous sens mais sans atteindre la zone moléculaire ; leurs cylindres axes appartiennent du moins pour beaucoup de ces cel-

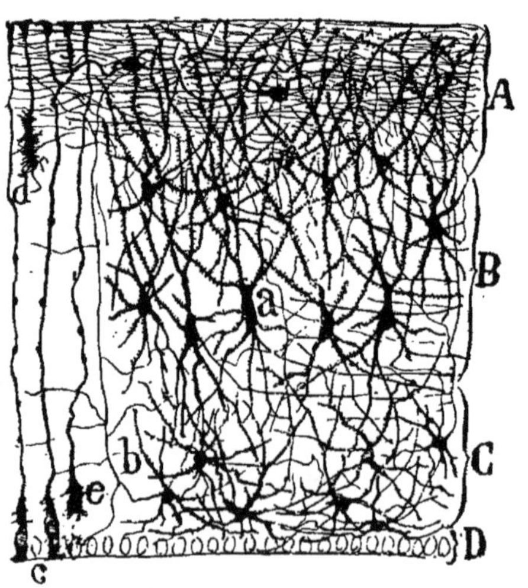

FIG. 19.

Coupe de l'écorce cérébrale du poulet âgé de quelques jours, au niveau de la région supraventriculaire ; d'après les préparations de Cl. Sala.

A couche moléculaire ; *B* couche des cellules pyramidales ; *C* couche des cellules étoilées (correspondant à celle des corpuscules polymorphes des mammifères) ; *D* épithélium ; *a* cellule pyramidale ; *b* cellule étoilée donnant naissance à un cylindre axe ascendant ; *c* cellules épithéliales ; *d*, *e*, cellules épithéliales, déplacées, émigrées, en voie de transformation en corpuscules araignées.

lules à ceux des corpuscules sensitifs de Golgi ; ils se ramifient entre les corps des cellules pyramidales et les corpuscules étoilés voisins. Dans quelques cas, les rameaux nerveux ou cylindres axiles peuvent arriver jusqu'à la zone moléculaire.

CONCLUSIONS ANATOMO-PHYSIOLOGIQUES

De ce que nous venons d'exposer et avons annoncé touchant la disposition des cellules psychiques, se dégagent les quelques considérations d'ordre psycho-physiologique suivantes :

1° La morphologie extérieure des cellules psychiques ou leur mode de rapports entre elles, ne peuvent nous expliquer dans l'état actuel de la science la suprématie des fonctions cérébrales. Cette morphologie représente une modification peu notable du type nerveux commun, et cela s'explique par la grande richesse des relations que tout corpuscule psychique doit posséder. En effet, la cellule nerveuse, quelle que soit sa catégorie fonctionnelle, paraît construite conformément au même modèle, et même paraît montrer une texture et une composition chimique identique. Les cellules motrices de la corne antérieure de la moelle, les corpuscules ganglionnaires de la rétine, les éléments cellulaires du grand sympathique des vertébrés, etc., possèdent le même cylindre axe, les mêmes expansions protoplasmiques, la même façon de se mettre en rapports et de transmettre les courants, en somme, tous les caractères de la cellule psychique à laquelle, néanmoins, nous attribuons les activités les plus élevées de la vie (associations d'idées, mémoire, intelligence, etc.). Au point de vue de la complication des connexions et de la variété des types morphologiques, l'écorce cérébrale ne peut pas même rivaliser avec la trame merveilleuse du cervelet et de la rétine, dont les activités, quoique importantes, sont de grossiers emplois comparés aux fonctions particulières de l'écorce cérébrale. La science donc, pour ne pas se décourager dans cette lutte perpétuelle et si opiniâtre pour l'explication mécanique de la pensée, doit imaginer que ce quelque chose qui sépare la cellule cérébrale de la cellule médullaire et ganglionnaire, n'est pas la forme extérieure, mais l'architecture intime et le contenu chimique, et que les phénomènes de mouvement qui s'accomplissent dans le tissu protoplasmique de la cellule psychique ne sont pas les équivalents, pas même de loin, de ceux qui se produisent dans les corpuscules nerveux de catégorie inférieure.

2° Une autre conclusion que l'on doit tirer de l'étude anatomo-physiologique de l'écorce, conclusion à laquelle sont arrivés nombre d'anatomistes et qui a été brillamment défendue aussi par Letamendi, c'est que le cerveau ne contient pas un centre récepteur unique de toutes les fibres sensitives et sensorielles, ni une seule source de toutes les fibres motrices, mais que toute l'écorce cérébrale peut être considérée comme une série de centres, dont chacun reçoit une espèce de fibres sensitives ou sensorielles et est affecté à un ordre déterminé de filaments moteurs. Ces centres sont réunis entre eux, à l'effet de réaliser toutes sortes d'associations mentales (et sensitivo-motrices, conscientes et inconscientes), au moyen des systèmes de fibres d'association et des fibres commissurales. Ces zones spéciales de l'écorce ne possèdent pas une texture spécifique qui explique ce qu'il y a de particulier dans leur fonction. La particularité de la fonction dérive bien plutôt, comme l'a fait remarquer Golgi, de la connexion spéciale périphérique (avec les parties sensibles, les muscles, etc.), des fibres annexées à ces centres corticaux.

3° On peut affirmer avec quelques restrictions que les fonctions psychiques sont liées dans la série animale à la présence des cellules pyramidales (cellules psychiques). Chez les poissons, dont la vésicule cérébrale antérieure ne contient pas encore de véritables cellules pyramidales, il n'existe pas non plus de manifestations intellectuelles proprement dites, comme l'a signalé récemment Edinger.

La cellule pyramidale ou corpuscule psychique possède des caractères spécifiques qui ne manquent jamais (batraciens, reptiles, oiseaux et mammifères). Parmi ces caractères on doit citer la présence d'une tige et d'un panache ou bouquet protoplasmiques, dirigés vers la surface du cerveau; l'existence d'épines collatérales sur les branches protoplasmiques et la connexion de toutes ces épines, au niveau de la zone moléculaire, avec un plexus serré de fibrilles nerveuses terminales (voir figure 12).

4° La forme allongée des cellules pyramidales, avec leur diversité d'expansions, a pour but de rendre une cellule apte à recevoir l'influence d'un grand nombre d'éléments cellulaires de catégories distinctes. De même que la cellule de Purkinje du cervelet acquiert un développement énorme, et que chacune de ses parties, corps, tige principale et expansions protoplasmiques, se met en relation avec des fibres nerveuses de provenance différente, de même aussi les cellules pyramidales acquièrent une longueur extrême pour recevoir par le corps, par les expansions basilaires, par la tige et par le panache terminal l'influence de fibres nerveuses d'origine variée. On peut donc estimer le nombre des éléments cellulaires de catégories distinctes avec lesquels une cellule est en connexion d'après l'extension et le degré de différenciation atteints par son arborisation protoplasmique.

5° Puisqu'à mesure que l'on monte dans la série animale, le corpuscule psychique s'agrandit et se complique, il est naturel d'attribuer à cette complication morphologique progressive une partie au moins de sa grandeur fonctionnelle progressive. Ce progrès ne concerne pas, peut-être, l'essence même des actes psychiques, mais leur étendue et leur forme.

On peut donc considérer comme vraisemblable que la cellule psychique déploie son activité d'autant plus largement et utilement qu'elle offre un grand nombre d'expansions protoplasmiques, somatiques et collatérales, et que les collatérales émergeant de son cylindre axe sont plus abondantes, plus longues et plus ramifiées. Le degré d'évolution de la cellule nerveuse va quelquefois de pair avec son volume; mais souvent il en est indépendant. En général, le volume paraît être en rapport avec la dimension de l'animal : ainsi la poule et le lézard ont leurs cellules pyramidales plus grandes respectivement que le moineau et le lézard de muraille, mais elles ne sont pas plus différenciées, et, par conséquent, incapables de développer une activité intellectuelle supérieure. On peut aussi admettre que les dimensions du corps cellulaire sont en rapport avec l'extension et la richesse en ramuscules de l'arborisation terminale de l'expansion nerveuse. En d'autres termes, plus la cellule est volumineuse plus est grand le nombre des cellules (nerveuses, glandulaires, musculaires, etc.) avec lesquelles elle entre en connexion. Ce n'est ni la longueur du cylindre axe, ni l'ampleur de l'arborisation protoplasmique qui semblent influer, du moins d'une façon constante, sur les dimensions du corps cellulaire.

6° La cellule psychique commence son développement ontogénique en étant un simple neuroblaste, c'est à dire une cellule piriforme pourvue seulement d'une expansion : le cylindre axe ; ensuite elle se complique du bourgeon de la tige ou expansion primordiale périphérique, et, en dernier lieu, apparaissent les ramifications latérales de la tige, du corps et du cylindre axe.

7° Du fait que les intervalles séparant les cellules psychiques sont remplis par des arborisations nerveuses et protoplasmiques, on peut déduire aussi un moyen de mesurer le degré de différenciation de ces éléments psychiques par l'intervalle existant entre eux. Ainsi chez les batraciens et les reptiles, les corps des cellules psychiques sont, en beaucoup d'endroits, presque en contact, tandis que chez l'homme ils se trouvent au maximum d'écartement.

La doctrine que nous venons d'exposer touchant le rapport qui existe entre la grandeur fonctionnelle des cellules et le nombre de leurs collatérales pourra peut-être expliquer deux faits très difficiles à interpréter dans l'hypothèse, acceptée généralement, du rapport de l'intelligence avec le nombre des cellules cérébrales, celles-ci représentant un simple instrument de l'âme, ou étant considérées comme une condition exclusive de l'activité psychique. Ces faits sont : le remarquable accroissement intellectuel qui s'observe chez les hommes consacrés à un exercice mental profond et continu, et la coexistence d'un talent de marque, et même d'un véritable génie avec des cerveaux de volume moyen ou inférieurs à la dimension et au poids normaux.

Dans le premier cas, on pourrait supposer que la gymnastique cérébrale, puisqu'elle ne peut produire des cellules nouvelles (les cellules nerveuses ne se multiplient pas comme les cellules musculaires) porte un peu plus loin que d'ordinaire le développement des expansions protoplasmiques et des collatérales nerveuses, en forçant l'établissement de connexions intercorticales nouvelles et plus étendues. Dans ce processus, pour expliquer le maintien du même volume cérébral, on peut imaginer une diminution corrélative du corps des éléments nerveux ou une réduction de la trame névroglique.

Dans le second cas, il n'est rien qui nous empêche d'accepter que certains cerveaux, ou par héritage d'adaptations antérieures ou pour d'autres causes, offrent, en compensation d'un moindre nombre de cellules, un développement notable de toutes sortes de collatérales.

Ces explications s'appuyent naturellement sur une hypothèse, très rationnelle, relative au rôle rempli par les cellules et leurs prolongements. Il est nécessaire de supposer que chaque élément psychique en état d'activité renferme, sous quelque forme vibratoire ou chimique, actuellement indéterminée, une image simple de chacune des impressions reçues, soit du monde extérieur, soit du tissu de nos organes (sens musculaire).

Or, quelle que soit la nature de cette activité supérieure qui associe, juge, compare, etc., le chemin que ses actes doivent suivre ne peut pas être autre que celui des expansions cellulaires, nerveuses et protoplasmiques.

Si *comprendre* c'est, comme dit Bain, percevoir des ressemblances ou des différences entre nos idées, la richesse et l'étendue du jugement doivent être alors d'autant plus grandes qu'un plus grand nombre d'acquisitions ou d'images lui serviront de matière et que sera plus développé le système des relations que le substratum cellulaire du cerveau permet d'établir entre ces images.

Les considérations précédentes se rapportent seulement à

quelques conditions des actes psychiques, mais non à leur nature qu'aucune hypothèse ne peut actuellement éclairer. Ni le matérialisme, ni le spiritualisme ne nous expliquent comment un phénomène de mouvement parvenu à la première couche de l'écorce cérébrale s'y convertit en une chose aussi différente qu'un fait de conscience.

Au point de vue de l'union et de la continuité entre la sphère sensitivo-sensorielle et de la sphère motrice, les deux hypothèses donnent une explication relativement satisfaisante : dans la doctrine spiritualiste, l'âme agirait comme organe récepteur en un point du cerveau et comme organe impulseur en un autre point, étant ainsi quelque chose comme le télégraphiste qui, placé dans une station centrale, est en état de recevoir et de transmettre des ordres par toutes les lignes concurrentes. Le système des relations matérielles établi entre les voies motrices et sensitives rendrait compte uniquement de l'automatisme encéphalique ; dans les phénomènes conscients, l'arc d'union serait l'âme elle-même.

Dans l'hypothèse matérialiste, les choses se passent de même façon, sauf que le chaînon conscient établi entre les excitations centripètes et centrifuges, au lieu d'être représenté par une substance immatérielle, destructive et génératrice de mouvement, le serait par un mouvement très spécial, transformation du mouvement sensitif et producteur du mouvement moteur. Il n'y aurait donc pas interruption de courant entre les deux extrémités de l'arc conscient, mais simple réflexion de courant, sous des modalités variées. La nature, l'étendue et la complexité de la réaction motrice provoquée par la réception d'une excitation sensorielle, de même que son enregistrement en concept de représentation ou idée, résulteraient fatalement de la construction anatomique de la région corticale réceptrice ; donc chacune de ces régions possède, vraisemblablement, son groupe de cellules associées pour la réception des impressions et son système subordonné de cellules de projection ou excito-motrices.

IV. — CORNE D'AMMON

En outre des auteurs de traités classiques (Kupffer, Meinert, Krause, Duval, Giaccomini, etc.), la corne d'Ammon a été le sujet des études de Golgi, L. Sala et Schæffer, qui se sont servis de préférence de la méthode d'imprégnation au chromate d'argent. Pour notre part et afin de compléter le cycle de nos travaux sur la structure du système nerveux, nous avons exécuté quelques recherches sur la corne d'Ammon chez le lapin et le cobaye, en utilisant la méthode de Cox, et le procédé appelé la *double imprégnation*, qui n'est autre que le procédé rapide de Golgi modifié par nous. — Nous ne donnons ici qu'un résumé des résultats obtenus.

La corne d'Ammon est formée, comme on le sait, par deux circonvolutions cérébrales, simplifiées, accolées, et en rapport tel que la zone moléculaire de l'une (*fascia dentata*, corps godronné) se trouve en contact intime avec la zone moléculaire de l'autre (corne d'Ammon).

Etant donnée la similitude de structure existant entre l'écorce cérébrale et ces circonvolutions, il n'est pas étonnant qu'on ait reconnu dans ces dernières les mêmes couches superposées. Ce sont : 1° la couche de substance blanche ; 2° la couche des cellules polymorphes ; 3° la couche des cellules pyramidales ; 4° la couche moléculaire ou plexiforme.

CORNE D'AMMON PROPREMENT DITE

1. Substance blanche (*alveus*). — Elle est constituée par la réunion des cylindres axes provenant des cellules pyramidales et de divers corpuscules polymorphes (Sala, Schæffer). Pendant leur parcours horizontal, ces fibres émettent un petit nombre de collatérales, sauf dans cette partie de l'*alveus* qui est limitrophe du hile du corps godronné, où les collatérales sont au contraire très nombreuses.

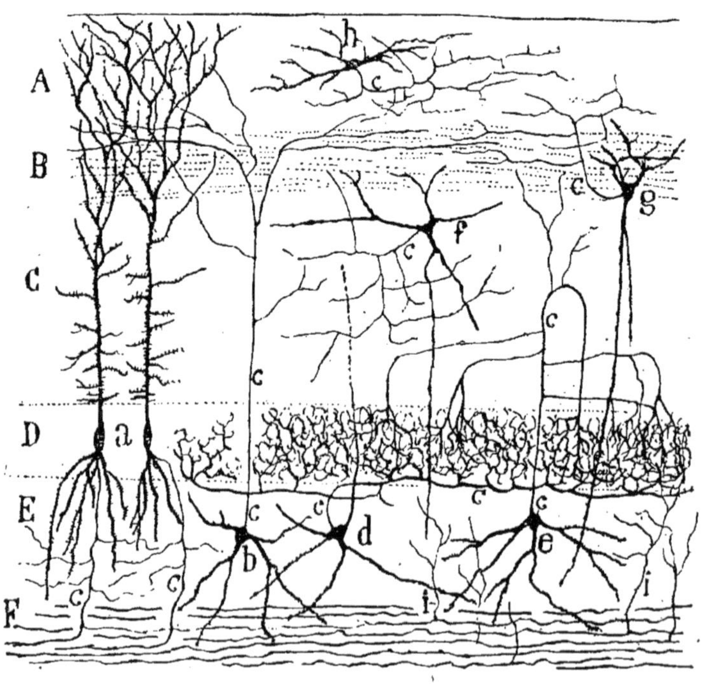

Fig. 20.

Coupe de la corne d'Ammon du lapin âgé de 8 jours.

A Stratum moleculare; *B* Stratum lacunosum; *C* Stratum radiatum; *D* Couche des cellules pyramidales; *E* Couche des cellules polymorphes; *F* Substance blanche ou *alveus*; *a* cellule pyramidale; *b* cellule à cylindre axe ascendant; *d* cellule à cylindre axe horizontal ramifié entre les corps des cellules pyramidales; *e* cellule dont le prolongement nerveux arciforme se termine dans le plexus interpyramidal; *f* cellule à cylindre court du stratum radiatum; *g* cellule du stratum lacunosum; *h* cellule du stratum moleculare. — Les expansions cylindreaxiles sont indiquées par un *c*.

Chez le lapin de quelques jours on voit, entre les faisceaux de fibres, les appendices ramifiés des cellules de l'épendyme ; quelques-uns d'entre eux sont si longs qu'ils atteignent la partie supérieure de la zone moléculaire, couvrant de leurs ramuscules fins et variqueux une grande étendue de terrain.

2. Couche des cellules polymorphes. — Les éléments de cette couche ont été signalés par Sala et parfaitement décrits par Schæffer, qui a révélé le trajet et les autres particularités de leur cylindre axe (fig. 20, *b*, *d*, *e*).

a. — *La partie la plus inférieure* de cette zone contient des cellules fusiformes, dont la direction est parallèle aux fibres de l'*alveus* et dont les branches protoplasmiques se ramifient entre les tubes nerveux à myéline. Le cylindre axe de ces éléments nous a paru, du moins dans quelques cas, se comporter comme celui des cellules dites sensitives de Golgi, c'est à dire que, se dirigeant plus ou moins obliquement en haut, il perd son individualité à force de se ramifier.

b. — *La partie superficielle ou externe* de la couche des cellules polymorphes est beaucoup plus épaisse ; son aspect pourrait la faire désigner sous le nom de *zone plexiforme*. Elle est le point où se réunissent les bouquets inférieurs des cellules pyramidales et les collatérales des cylindres axes de ces mêmes cellules. Elle contient aussi, d'après la description de Schæffer, des cellules spéciales qu'il convient de distinguer en trois espèces : *cellules à cylindre axe ascendant ; cellules à cylindre axe descendant ; cellules à cylindre axe horizontal.*

Les cellules à cylindre axe ascendant ont été découvertes et figurées par Schæffer. Il s'en trouve *deux types* qui se différencient par la façon spéciale dont se comporte leur cylindre axe.

Type premier. — Il s'agit de cellules fusiformes ou triangulaires situées généralement à la partie supérieure de la couche des cellules polymorphes ; leurs expansions protoplasmiques sont les unes ascendantes, les autres descendantes. Le cylindre axe s'élève jusque dans le *stratum radiatum* (couche radiée) auquel il abandonne quelques ramuscules pour sa portion la plus haute. Mais la tige terminale de ce cylindre axe de même que les collatérales qu'il émet à angle droit durant son trajet ascendant dans le *stratum radiatum*, descendent, d'une façon constante, après avoir décrit un arc à concavité inférieure, jusque dans la couche des cellules pyramidales ; là elles se résolvent, autour de ces dernières cellules, en un plexus péricellulaire d'une richesse extraordinaire et dont les ramuscules terminaux sont très variqueux. Ce plexus à l'édification duquel contribuent aussi d'autres éléments (cellules à cylindre axe horizontal) représente une des dispositions les plus importantes de la corne d'Ammon ; d'ailleurs aucun auteur ne semble l'avoir vu avant nous. Chaque cellule à cylindre axe ascendant se met en rapport, par ce moyen, avec un nombre considérable de cellules pyramidales et de même avec quelques éléments de la partie la plus superficielle de la zone moléculaire (fig. 20, *e*).

Type second. — Dans cette variété, bien décrite par Schæffer, le cylindre axe ascendant se ramifie dans la couche moléculaire et lacunaire (*stratum lacunosum*), mais sans fournir de ramuscules descendants (fig. 20, *b*).

Les cellules à cylindre axe descendant sont fusiformes ou triangulaires ; elles représentent des cellules pyramidales déplacées ; leur cylindre axe pénètre dans l'*alveus*.

Les cellules à cylindre axe horizontal (fig. 20, *d*), volumineuses, étoilées, sont situées dans toute la hauteur de la couche des cellules polymorphes ; cependant elles sont plus abondantes dans la partie qui est la plus proche de la zone des cellules pyramidales. Elles appartiennent au type des éléments sensitifs de Golgi, et elles ont été probablement déjà vues par L. Sala et Schæffer. Ce qu'il faut mentionner de plus intéressant dans ces cellules c'est le trajet et les ramifications de leur cylindre axe : celui-ci, horizontal ou plus ou moins ascendant, se divise en plusieurs grosses branches variqueuses cheminant dans des directions diverses, mais côtoyant toujours la couche des cellules pyramidales. Dans leur parcours, ces grosses branches variqueuses, parfois extrêmement longues, donnent naissance à des collatérales ascendantes qui, après avoir pénétré dans la zone des cellules pyramidales constituent autour de celles-ci un plexus très serré de ramilles, courtes, variqueuses et comme granuleuses. A ce plexus s'ajoutent les ramuscules descendants du cylindre axe des cellules dont le prolongement fonctionnel est ascendant (*type premier*).

3. Couche des cellules pyramidales. — Les cellules pyramidales de la corne d'Ammon, connues depuis longtemps par leur grand volume et leur forme pyramidale, ont été étudiées d'une façon minutieuse par Golgi, qui est parvenu à les colorer à l'aide de sa méthode d'imprégnation noire. Sala et Schæffer ont complété la description de Golgi, en y ajoutant quelques détails (fig. 20, *a*).

Chez le lapin et le cobaye, ces cellules ne sont pas pyramidales, mais ovoïdes ou fusiformes, rangées en trois ou plusieurs séries superposées, dont la plus profonde ou inférieure renferme, comme l'a fait savoir Schæffer, les corpuscules les plus volumineux.

Du pôle inférieur du corps cellulaire partent les *racines* ou rameaux protoplasmiques descendants ; du pôle supérieur s'élève une tige rayonnante, qui, après avoir émis quelques collatérales à son passage à travers le *stratum radiatum* (couche radiée), se résout au niveau du *stratum lacunosum* (couche lacunaire) en un bouquet de branches variqueuses à contours épineux. Les épines collatérales, que Schæffer a décrites, rapprochent singulièrement ce bouquet de celui des cellules pyramidales du cerveau. Les derniers ramuscules protoplasmiques atteignent la partie la plus superficielle de la *couche moléculaire*, où elles se terminent librement, sans présenter de préférence particulière pour les vaisseaux sanguins et les cellules névrogliques, contrairement à l'opinion de Golgi et Sala (fig. 20, *A*).

Le *cylindre axe* a un trajet descendant; arrivé à l'*alveus*, il se continue avec un tube nerveux à myéline, par simple inflexion en forme de coude. Mais quelquefois il se bifurque en Y à sa pénétration dans la substance blanche, donnant ainsi naissance à une fibre épaisse et à une autre ténue continuées toutes deux par des tubes nerveux de l'*alveus*. Il se pourrait que la fibre ténue, qui, d'ordinaire, chemine dans une direction opposée à celle de la fibre épaisse, constitue en se joignant à un grand nombre d'autres fibres analogues, la *commissure de la corne d'Ammon*, faisceau de fibres fines, grâce auquel les extrémités supérieures des deux cornes se trouvent réunies, au-dessous du corps calleux. Pendant son trajet descendant, le cylindre axe des cellules pyramidales produit deux, trois ou plusieurs collatérales, qui se ramifient et se perdent dans l'épaisseur de la couche des cellules polymorphes. Ces collatérales avaient été déjà mentionnées par Golgi et Sala.

Voilà ce qui a trait aux caractères généraux des cellules pyramidales. Il est maintenant nécessaire d'ajouter que les cellules pyramidales habitant la région inférieure de la corne d'Ammon (vis-à-vis et au-dessous du corps bordant, *fimbria*) ne sont pas exactement identiques à celles de la région supérieure. Les différences principales sont les suivantes :

1. Comme on le sait, les cellules pyramidales de la région inférieure sont plus volumineuses que celles de la région supérieure ; elles possèdent une tige verticale courte et épaisse, remplacée souvent par un bouquet protoplasmique né pour ainsi dire prématurément.

2. Les cylindres axes des cellules pyramidales de la région inférieure vont au corps bordant (*fimbria*) et de là aux piliers postérieurs du trigone cérébral, tandis que les expansions fonctionnelles des cellules de la région supérieure se portent (du moins quelques-unes d'entre elles) à la substance blanche du *subiculum* (*lit* de la corne d'Ammon) pour se terminer dans son écorce grise au moyen d'arborisations libres. En d'autres termes : les cellules inférieures correspondent vraisemblablement au système des fibres de projection, et les cellules supérieures au système des fibres d'association.

3. Ainsi que l'a découvert Schæffer, les grosses expansions fonctionnelles des cellules pyramidales inférieures ou géantes fournissent une collatérale ascendante épaisse (parfois double) qui, après être parvenue à la couche lacunaire (*stratum lacunosum*), chemine horizontalement le long de la région supé-

rieure de la corne d'Ammon, en s'y ramifiant et en se mettant en relation avec le bouquet supérieur des petites cellules pyramidales (fig. 22, *H*). Les expansions fonctionnelles des cellules supérieures, elles, n'émettent point de collatérales ascendantes, du moins dans leur trajet descendant.

4. Le corps et la tige verticale des petites cellules pyramidales ou de la région supérieure sont lisses et ce n'est qu'en abordant la zone radiée que la tige se garnit de quelques fines épines collatérales ; au contraire, la tige et parfois la partie supérieure du corps des cellules pyramidales inférieures apparaissent recouvertes d'excroissances épaisses, ramifiées, séparées par des échancrures arrondies dans lesquelles viennent se loger les fibres moussues et leurs rosaces collatérales (cylindres axes des grains du corps godronné ou *fascia dentata*).

5. Au point de vue dynamique, ainsi que nous le verrons plus loin, les grandes cellules pyramidales sont associées aux grains, tandis que les petites, ou pyramidales supérieures, n'ont avec eux aucune connexion (voir le schéma de la fig. 22).

4. Couche moléculaire ou plexiforme. — Il convient de diviser cette couche, à cause de sa grande épaisseur et de la variété des éléments composants, en trois sous-zones : *inférieure* ou *stratum radiatum ; moyenne* ou *stratum lacunosum ; supérieure* ou *stratum moleculare.*

a. Sous-zone inférieure, stratum radiatum, couche radiée (fig. 20, *C*). — Elle occupe plus de la moitié de la couche plexiforme et se trouve constituée par les tiges protoplasmiques des cellules pyramidales et des autres cellules des couches sous-jacentes et par un plexus très riche de fibrilles nerveuses. Mais elle contient encore des cellules spéciales dont les types les plus communs sont : 1° Des cellules pyramidales déplacées, c'est à dire des corpuscules allongés de forme variée mais dont les expansions protoplasmiques et le cylindre axe se comportent de la même manière que ceux des grandes cellules pyramidales ; 2° des cellules volumineuses triangulaires ou étoilées dont les expansions très longues et variqueuses ont souvent une direction horizontale ou oblique ; leur cylindre axe, à trajet oblique ou parallèle par rapport à la couche moléculaire, se termine bientôt en donnant lieu à une arborisation étendue de filaments, fins, granuleux, presque droits et disposés dans des plans distincts de la couche moléculaire même ; 3° des cellules triangulaires ou fusiformes dont le cylindre axe descendant s'achève par des arborisations libres entourant le corps des cellules pyramidales, et envahissant aussi la zone des cellules polymorphes ; 4° des cellules fusiformes ou étoilées dont le cylindre axe s'élève jusque dans le *stratum lacunosum* et le *stratum moleculare* pour s'y perdre. — Toutes ces cellules possèdent des expansions protoplasmiques ascendantes pour les zones lacunaire et moléculaire et des expansions protoplasmiques descendantes qui se distribuent dans la couche des cellules polymorphes (fig. 20, *f*).

b. Sous-zone moyenne, stratum lacunosum, couche lacunaire. — Elle se montre constituée par des cellules nerveuses et par des faisceaux horizontaux de fibrilles à myéline (fig. 20, *B*).

Les cellules sont pour la plupart triangulaires et se disposent en une ou deux séries irrégulières dans la région la plus inférieure de cette sous-zone. Leurs branches protoplasmiques sont descendantes et ascendantes ; ces dernières sont les plus nombreuses. Le cylindre axe (fig. 20, *g*) chemine plus ou moins horizontalement dans le *stratum lacunosum*, épuisant ses ramifications soit dans l'épaisseur de cette souszone soit dans la sous-zone moléculaire située au-dessus.

Les fibres composent des faisceaux horizontaux qui s'étendent de la région inférieure de la corne d'Ammon jusqu'au voisinage du *subiculum*. La plupart de ces fibres sont, comme l'a déjà signalé Schæffer, les collatérales ascendantes des expansions nerveuses nées des grandes cellules pyramidales (région inférieure de la corne d'Ammon). Les autres fibres représentent soit des branches terminales et collatérales de tubes de la substance blanche, soit des arborisations finales provenant des prolongements fonctionnels des cellules à cylindre axe ascendant, etc.

c. Sous-zone superficielle, stratum moleculare, sous-zone molé-

culaire. — Elle est constituée par la partie la plus périphérique du bouquet terminal des cellules pyramidales et d'une multitude de fibrilles nerveuses parmi lesquelles il faut citer : les ramuscules terminaux des cylindres axes ascendants ; les arborisations terminales des tubes nerveux de la substance blanche ; les collatérales de cette même substance blanche et les ramifications nerveuses des cellules autochtones ou des cellules qui ont leur habitat dans la sous-zone lacunaire (fig. 20, *A*).

Les cellules autochtones (fig. 20, *b*) sont petites, fusiformes, triangulaires ou étoilées ; leur cylindre axe fin et de direction multiple, se résout en une arborisation étendue de filaments variqueux et grêles qui parcourent le *stratum moleculare* des auteurs en tous sens et dans toute son épaisseur. Nous n'avons eu que deux fois l'occasion de trouver des cellules fusiformes spéciales analogues à celles de la première couche de l'écorce cérébrale.

CORPS GODRONNÉ. — FASCIA DENTATA

Il convient de distinguer dans cette saillie, comme nous l'avons exposé précédemment, les couches suivantes : 1° *Moléculaire ou plexiforme ; 2° des petites cellules pyramidales (stratum granulosum) ; 3° des cellules polymorphes (zona reticularis*, etc.).

1. Zone moléculaire, plexiforme. — Analogue à toutes les zones qui portent ce nom, elle se compose de deux espèces de fibres intimement entrelacées : les expansions protoplasmiques épineuses provenant des cellules sous-jacentes et les fibrilles nerveuses terminales ; elle contient en outre des cellules nerveuses, déjà mentionnées par Sala, mais dont les particularités sont jusqu'à présent peu connues (fig. 21, *a*, *b*).

Les corpuscules nerveux que nous sommes arrivé à mettre en évidence sont les suivants :

a. Cellules pyramidales ou ovoïdes déplacées ; c'est à dire, cellules qui par leurs particularités sont tout à fait semblables aux corpuscules du *stratum granulosum*, sauf qu'elles sont triangulaires ou semilunaires et se trouvent dans différents plans de la couche moléculaire. Le cylindre axe a un trajet descendant, soit direct, soit interrompu par un long crochet horizontal; il se continue par une fibre noueuse du *stratum lucidum* ou région suspyramidale de la corne d'Ammon (fig. 21, *d*).

b. Cellules à cylindre axe court. — On doit les diviser en superficielles et profondes : les *superficielles* (fig. 21, *a*) sont piriformes, ovoïdes ou fusiformes, et de volume réduit; elles présentent de fines expansions protoplasmiques pour la plupart descendantes ; le cylindre axe, extrêmement ténu, se termine à une faible distance dans la partie externe de la zone moléculaire au moyen de ramifications grêles et courtes. Les

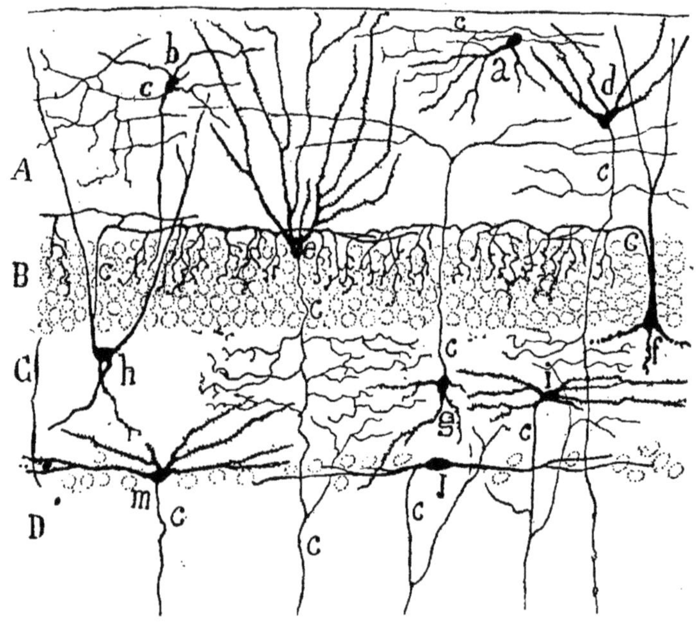

FIG. 21.

Couches de la *Fascia dentata* du lapin âgé de 8 jours.

A couche moléculaire; *B* couche des grains; *C* couche des cellules polymorphes : *D* couche moléculaire de la corne d'Ammon ; *a*, *b*, cellules de la couche moléculaire ; *d* grain déplacé ; *e* grain ; *f* pyramide à cylindre axe ascendant; *h* cellule à cylindre axe ascendant constituant le plexus nerveux supra et intergranulaire; *g* cellule dont le cylindre axe ascendant se ramifie dans la couche moléculaire ; *i*, *j*, *m*, cellules à cylindre axe descendant et allant à l'*alveus*. Ces expansions cylindraxiles sont marquées *c*.

profondes (fig. 21, *b*) sont plus massives ; leur forme est triangulaire ou étoilée, et leur habitat se trouve dans la moitié inférieure de la couche moléculaire. Leurs branches protoplasmiques divergent en trois sens, et il n'est pas rare que quelques-unes d'entre elles traversent la zone des grains pour finir dans la couche des cellules polymorphes. Le cylindre axe, plus épais que celui des cellules précédentes, a une direction variable ; il se décompose en un grand nombre de rameaux qui tendent à se réunir dans la moitié externe ou superficielle de la zone moléculaire, où elles s'étendent horizontalement, à de grandes distances, en se ramifiant. Sala a vu et figuré l'une de ces deux espèces de cellules.

2. COUCHE DES CELLULES PYRAMIDALES, ZONE DES GRAINS, STRATUM GRANULOSUM. — D'une façon générale nos études sur les cellules de cette couche ont confirmé pleinement les descriptions de Golgi, Sala et Schæffer. La majeure partie de ces cellules sont ovoïdes, triangulaires ou semilunaires ; elles ne fournissent d'expansions protoplasmiques que par leur côté externe, c'est à dire vers la couche moléculaire. Le cylindre axe mince a un trajet descendant ; il se continue par une fibre noueuse après avoir abandonné dans la zone plexiforme (moitié interne) quatre, six ou huit collatérales fines, flexueuses, parfois épaissies par des varicosités. Ces fibres forment un plexus serré autour du corps des cellules polymorphes les plus externes. Les collatérales ascendantes signalées par Schœffer ne s'observent que dans un petit nombre de préparations. Il ne nous a pas été donné non plus d'imprégner les cylindres axes descendants (appartenant à des cellules du second type de Golgi) décrits par L. Sala et qui perdraient leur individualité en engendrant dans la couche sous-jacente (couche des cellules polymorphes) un réseau diffus. A notre idée, toute cellule de la couche des grains émet un cylindre axe susceptible d'être poursuivi, dans les circonstances favorables, jusqu'à la région suspyramidale de la corne d'Ammon (*stratum lucidum*). (Fig. 21, *e* et 22, *D*.)

Du reste, les faisceaux de cylindres axes des grains se disposent comme cela est figuré et relaté par Schæffer. Une fois parvenus à un certain point de la région suspyramidale de la corne d'Ammon, ils deviennent horizontaux, c'est à dire qu'ils se disposent le long de cet organe, en conservant toujours cet aspect noueux particulier signalé tout d'abord par L. Sala. Des nodosités analogues, dont le volume s'accroît à mesure que le cylindre axe s'éloigne de son origine, apparaissent chez le lapin et le cobaye nouveau-nés, ou de quelques jours, non comme de simples varicosités, mais comme les foyers d'irradiation soit de filaments variqueux de longueur variable, soit d'appendices courts et épais. En un mot, les cylindres axes des petites cellules pyramidales sont la reproduction exacte des fibres moussues que nous avons décrites dans le cervelet.

Une étude profonde du trajet des cylindres axes des grains, ou fibres moussues, nous a conduit à penser que ces fibres représentent des arborisations nerveuses terminales destinées à se mettre en rapport avec le corps et la tige des grandes cellules pyramidales de la corne d'Ammon (depuis la région inférieure de cet organe jusqu'à un peu au-dessus de la *fimbria*).

Les motifs qui donnent appui à cette opinion sont les suivants : 1° Un grand nombre de fibres moussues se terminent librement soit par une varicosité, soit par une rosace en contact avec le corps ou la tige des grandes cellules pyramidales (fig. 22). 2° On ne peut jamais trouver de fibre moussue qui dépasse la zone du *stratum lucidum*, se rendant à l'*alveus* ou au *stratum lacunosum*. La fibre moussue, une fois arrivée dans la couche des grandes cellules pyramidales, y demeure jusqu'à sa terminaison (fig. 22, *D*). 3° L'examen attentif chez le lapin, le cobaye, le rat, de l'extrémité supérieure de la corne d'Ammon, sur la ligne médiane, au-dessous du corps calleux, et de sa région terminale inférieure placée à l'extrémité du lobe sphénoïdal, confirme l'existence de la même disposition, c'est à dire que jamais une fibre moussue n'abandonne ses rapports avec les grandes cellules pyramidales. 4° Quel que soit le point de la corne d'Ammon où l'on pratique l'examen, c'est toujours en face de la concavité du corps godronné que se montrera le bord de la corne d'Ammon qui contient les grosses cellules pyramidales. 5° Une partie du corps et de la tige ascendante des grandes cellules pyramidales contient des rugosités, *sui generis*, qui logent dans leurs intervalles les fibres moussues et leurs rosaces. 6° Dans le cervelet, les fibres moussues sont des arborisations terminales. 7° Comme l'ont fait remarquer déjà Sala et Schæffer, les fibres moussues du corps godronné *(fascia dentata)* manquent de gaine de myéline, particularité qui s'observe dans les arborisations nerveuses terminales.

On trouve, en outre, dans la partie supérieure de la zone des grains, quelques cellules pyramidales parfaitement comparables à celles du cerveau. Leur base inférieure donne naissance à quelques branches protoplasmiques qui se divisent et se terminent dans la zone sous-jacente. Leur extrémité supérieure se prolonge au travers des grains en une tige protoplasmique qui se décompose en rameaux destinés à la zone moléculaire. Quant au cylindre axe, il provient d'ordinaire de la partie élevée de cette tige protoplasmique, juste au-dessus de la couche des grains, le long de laquelle il rampe en cheminant horizontalement et se termine entre les grains par des ramifications descendantes. Il se forme de la sorte deux plexus nerveux : l'un à fibres épaisses, horizontales, situé dans le tiers inférieur de la zone moléculaire et constitué par la réunion des cylindres axes des cellules pyramidales de la zone des grains; l'autre, d'une richesse extrême, situé dans la moitié externe de la zone des grains et constitué par les collatérales descendantes du plexus des cylindres axes. Chaque grain est littéralement couché dans un nid ou corbeille de filaments nerveux terminaux, flexueux, variqueux, qui l'enveloppent de toutes parts. (Fig. 21, *f*.)

Quelques-unes de ces cellules pyramidales habitent une région plus profonde, en pleine zone des corpuscules polymorphes.

3. Couche des cellules polymorphes. — L'existence d'une

couche de ce nom, semblable à celle de la corne d'Ammon, a été mentionnée pour la première fois par Schæffer. Il est parvenu à y imprégner certains corpuscules pyramidaux ou étoilés dont les expansions protoplasmiques ascendantes pénétreraient dans la zone moléculaire, tandis que les cylindres axes descenderaient jusqu'à la région du hile. Il a vu aussi quelques cellules fusiformes horizontales déjà figurées par L. Sala.

Après avoir confirmé l'exactitude des descriptions de ces savants, nous avons pu à notre tour ajouter quelques données qui nous font connaître davantage la zone que nous étudions et permettent aussi d'identifier cette zone à son homonyme de la corne d'Ammon.

Il convient, dès lors, pour la commodité de la description, de distinguer dans la zone des cellules polymorphes deux sous-zones : l'une *superficielle* ou *plexiforme*, l'autre *profonde* ou *des cellules irrégulières*. Au-dessous de cette dernière se trouve une zone moléculaire qui est une dépendance des grandes cellules pyramidales de la corne d'Ammon (portion cachée dans le hile du corps godronné).

A. Sous-zone plexiforme. — Cette sous-zone contient, outre le plexus très serré de collatérales dont il a été fait mention précédemment, diverses cellules nerveuses que nous classerons sous trois types : 1° *Cellules à cylindre axe ascendant ;* 2° *cellules à cylindre axe descendant* ; 3° *cellules sensitives de Golgi* ou *à cylindre axe court*. (Fig. 21.)

1° *Cellules à cylindre axe ascendant.* — Elles sont triangulaires, ovoïdes ou étoilées ; elles possèdent une ou plusieurs tiges protoplasmiques qui se perdent dans la zone moléculaire, quelques rameaux protoplasmiques variqueux pour la couche des corpuscules polymorphes et un cylindre axe ascendant qui, arrivé dans la zone moléculaire, s'y bifurque à des hauteurs différentes et fournit des ramifications très abondantes ; celles-ci constituent une bonne partie du plexus nerveux situé dans la zone moléculaire. (Fig. 21, *g*.)

Quelques-unes de ces cellules se comportent comme les

cellules pyramidales décrites plus haut, c'est à dire que leur expansion nerveuse ascendante, après avoir traversé la couche des grains, devient horizontale et collabore à la formation des deux plexus déjà cités : plexus *susgranulaire* et *intergranulaire.* (Fig. 21, *h.*)

2° Les *cellules à cylindre axe descendant* résident d'habitude dans un plan plus profond de la zone plexiforme ; leur aspect est fuselé ou étoilé, et leurs expansions remarquables par leur grande longueur et leur apparence velue ont communément un parcours horizontal. Le cylindre axe massif descend jusqu'à la région du hile et se prolonge par une fibre de l'*alveus*. Dans son trajet à travers la région sous-jacente (zone des cellules irrégulières) au corps cellulaire qui lui a donné naissance, ou même plus bas encore, le cylindre axe émet plusieurs fines collatérales, dont quelques-unes remontent jusqu'à la sous-

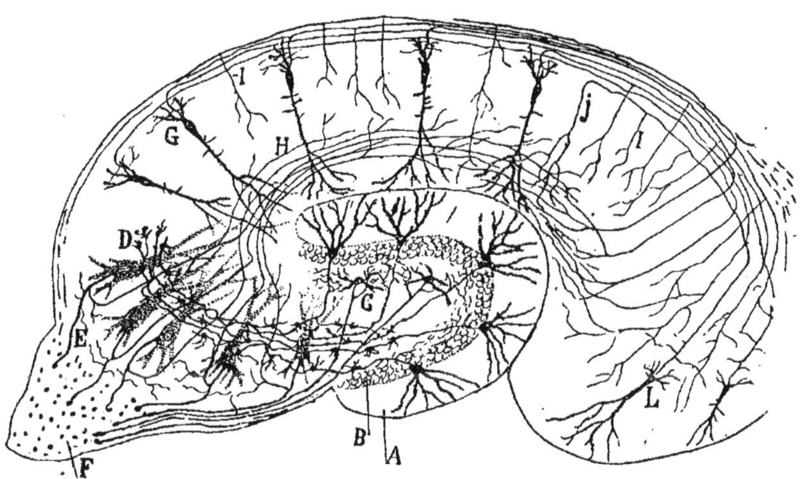

FIG. 22.

Schéma de la corne d'Ammon et de la *fascia dentata* montrant les rapports existant entre les grandes cellules pyramidales de la région inférieure de la corne d'Ammon et les fibres moussues provenant des grains.

A, couche moléculaire de la *fascia dentata* ; *B*, couche des grains ; *C*, couche moléculaire de la portion terminale de la corne d'Ammon ; *D*, faisceau longitudinal des fibres moussues ou cylindres axes des grains ; *E*, cylindres axes des grandes cellules pyramidales allant à la *fimbria* ; *F*, *fimbria* ; *G*, petite cellule pyramidale ou supérieure ; *H*, faisceau formé de grosses collatérales nerveuses ascendantes ; *I*, collatérales de la substance blanche ; *J*, fibres terminales venant du *subiculum* ; *L*, cellules pyramidales du *subiculum* dont le cylindre axe pénètre dans la corne d'Ammon.

zone plexiforme située au-dessus où elles se ramifient à plusieurs reprises. (Fig. 21, *i.*)

3° *Cellules à cylindre axe court.* — Elles sont, d'ordinaire, de forme étoilée; leurs expansions protoplasmiques vont dans tous les sens; quelques-unes d'entre elles gagnent la couche moléculaire de la *fascia dentata*, où elles donnent des arborisations dichotomiques. Leur cylindre axe présente une direction variable, souvent à peu près horizontale et se résout ensuite en un nombre considérable de ramuscules variqueux, qui contribuent à compliquer le plexus intercellulaire de la sous-zone plexiforme.

B. Sous-zone des cellules irrégulières. — Au-dessus de la couche moléculaire de la portion cachée de la corne d'Ammon se trouve un groupe linéaire de cellules, parfois bien délimité, et qui contient :

a. Des cellules pyramidales, triangulaires ou étoilées, dont on peut suivre le cylindre axe descendant jusqu'à l'*alveus.* Il n'est pas rare de voir que quelques-unes des expansions protoplasmiques de ces cellules pénètrent dans la zone moléculaire de la *fascia dentata* ou corps godronné (fig. 21, *m*).

b. Des cellules horizontales, allongées ou fusiformes, dont le cylindre axe se dirige vers la périphérie ; il est probable que ces cylindres axes sont l'origine de certaines fibres, relativement épaisses, dont les ramifications multiples, après avoir abandonné quelques ramuscules horizontaux à la zone plexiforme située au-dessus, gagnent, en suivant des trajets différents, la couche moléculaire où elles se divisent abondamment et sur une grande étendue. Quelques-uns de ces cylindres axes donnent naissance à une arborisation si développée qu'elle peut couvrir un tiers ou encore plus de l'étendue de la couche moléculaire de même qu'une bonne partie de la sous-zone plexiforme située au-dessus.

Il est possible que cette zone serve aussi d'habitat à des cellules à cylindre axe court, dont les arborisations ne dépasseraient pas la limite supérieure des cellules pyramidales.

CONCLUSIONS GÉNÉRALES

1° La corne d'Ammon est une écorce cérébrale, véritable, simplifiée en ce qui touche aux zones des cellules pyramidales et compliquée quant à la texture de la couche moléculaire. Ainsi, tandis que dans la zone moléculaire de l'écorce cérébrale typique les collatérales de la substance blanche, les arborisations nerveuses des cellules sensitives de Golgi (cellules autochtones et à cylindre axe ascendant) et les bouquets des cellules pyramidales constituent *un plexus unique,* dans la zone moléculaire de la corne d'Ammon (ensemble des couches radiée, lacunaire et moléculaire proprement dite) les arborisations des cellules de Golgi forment *plusieurs plexus* superposés, chacun d'eux se mettant en connexion avec des parties distinctes de la tige et du bouquet périphérique des cellules pyramidales.

2° Les cellules sensitives de Golgi sont bien plus abondantes dans la corne d'Ammon que dans l'écorce cérébrale typique ; au contraire, les corpuscules spéciaux ou pluripolaires sont plus rares et peut-être manquent-ils dans la plus grande partie de la corne d'Ammon.

3° On doit considérer comme des dispositions nouvelles et comme un perfectionnement de la zone moléculaire la réunion en une bande horizontale (*stratum lacunosum,* couche lacunaire) de grosses collatérales ascendantes provenant des cellules pyramidales inférieures, et l'existence d'une ou de plusieurs séries de corpuscules sensitifs de Golgi dans ce même *stratum lacunosum*.

4° La régularité de position et l'accumulation en une mince couche des corps des cellules pyramidales détermine dans la corne d'Ammon une disposition également régulière des plexus nerveux péricellulaires procédant des cellules sensitives de Golgi.

5° S'il est vrai que les cellules sensitives de Golgi ou corpuscules à cylindre axe court ont pour but d'associer entre elles les cellules pyramidales, on pourrait considérer comme existant dans la corne d'Ammon plusieurs espèces de ces corpuscules d'association : *1*, corpuscules associant *les corps* des cellules pyramidales (ce sont les corpuscules à cylindre axe horizontal et l'une des variétés de ces corpuscules à expansion nerveuse ascendante, situés dans la zone des cellules polymorphes) ; *2*, corpuscules associant les tiges radiales des cellules pyramidales (ce sont les corpuscules de Golgi de la couche radiée) ; *3*, corpuscules associant les bouquets ou panaches protoplasmiques des cellules pyramidales (ce sont les corpuscules du *stratum lacunosum* et *moleculare*).

Il conviendrait de faire une semblable distinction dans les corpuscules sensitifs du corps godronné ou *fascia dentata*.

On trouve aussi dans ce dernier quelques variétés de corpuscules d'association ou sensitifs de Golgi, à savoir : *1*, des cellules qui relient les panaches périphériques des grains (petites cellules de la couche moléculaire) ; *2*, des cellules qui mettent en rapport les corps des grains (cellules pyramidales et autres dont le cylindre axe ascendant se résout en des plexus supragranulaires et intergranulaires) ; *3*, des cellules étoilées ou fusiformes reliant les éléments de la couche des cellules polymorphes.

6° La *fascia dentata*, quoique réductible au point de vue histologique et embryologique à une écorce cérébrale, ainsi que l'ont montré différents auteurs et en particulier Schæffer, doit être considérée comme une variété quelque peu spéciale d'écorce grise, car on y trouve les cylindres axes des grains ou fibres moussues qui n'ont point leurs analogues dans la trame corticale ordinaire.

7° A l'exception des grains, tous les autres éléments et couches de la *fascia dentata* sont également représentés dans la corne d'Ammon ; la couche moléculaire du premier de ces organes est seulement d'une structure plus simple.

V. — MUQUEUSE ET BULBE OLFACTIFS

Nous allons, maintenant, exposer l'état de nos connaissances touchant les terminaisons des nerfs sensoriels. Ce ne sera pas la partie de nos recherches la moins féconde en conséquences anatomo-physiologiques générales ; bien au contraire, il convient d'affirmer que les organes des sens constituent le terrain le plus approprié à la solution des problèmes relatifs au mode de connexion des corpuscules nerveux et au mécanisme de la transmission des courants.

Quelques-unes des hypothèses exposées antérieurement, celle de la polarité dynamique des cellules nerveuses, par exemple, trouvent leur fondement le plus ferme dans la structure du bulbe olfactif et de la rétine.

La muqueuse et le bulbe olfactifs sont deux organes en rapports intimes et qui devraient être toujours décrits dans un même chapitre de l'histologie du système nerveux.

La *muqueuse olfactive* renferme les cellules nerveuses desquelles émanent les fibres olfactives qui montent au cerveau, à travers la lame criblée de l'ethmoïde ; elle représente donc un centre nerveux périphérique.

Le *bulbe olfactif* (mal dénommé : nerf olfactif, puisque en réalité c'est un lobe cérébral quelque peu atrophié chez l'homme) représente l'organe terminal des fibres nerveuses olfactives, c'est à dire le point où celles-ci embranchent leurs courants avec les premiers avant-postes ganglionnaires du cerveau.

S'il était permis de comparer l'appareil olfactif à l'appareil rétinien, on pourrait considérer la muqueuse et le bulbe olfactifs comme une rétine dissociée en deux formations éloignées l'une de l'autre : les cellules bipolaires olfactives correspondant aux cônes et aux bâtonnets de la rétine, tandis que le bulbe olfactif représenterait les diverses zones profondes de cette dernière (couches réticulaires, grains internes, couche ganglionnaire et fibres optiques).

La zone des glomérules, où se trouve la première station ou embranchement cellulaire olfactif, correspond exactement à la zone réticulaire externe de la rétine où ont lieu aussi les premières connexions cellulaires.

Muqueuse olfactive. — La structure de la région supérieure de la muqueuse nasale, région unique où siègent les corpuscules nerveux olfactifs, est assez bien connue depuis les recherches mémorables et déjà anciennes de Max Schültze.

Deux principales espèces cellulaires, disposées en une seule couche, constituent l'épithélium nasal : les *corpuscules épithéliaux* ou de soutien et les *cellules nerveuses* ou bipolaires.

Les *cellules épithéliales* (fig. 23, *A*, *e*) sont prismatiques et offrent sur leurs faces de nombreuses fossettes ou mortaises pour s'adapter aux corpuscules bipolaires qu'ils isolent complètement. Ces cellules ressemblent en cela aux fibres de Müller de la rétine et leur mission ne paraît être que d'empêcher les contacts des corpuscules nerveux entre eux, en rendant impossible toute communication horizontale des courants.

Les *cellules bipolaires* ou corpuscules olfactifs possèdent un corps irrégulier, oblong ou fusiforme, presque exclusivement formé par le noyau. De la mince couche protoplasmique, qui enveloppe ce dernier, partent deux expansions : *externe* et *interne* (fig. 23, *A*, *f*).

L'expansion *externe* est grosse et se termine à la surface libre de l'épithélium même, au moyen de quelques appendices libres, non vibratiles.

L'expansion *interne* est très fine, variqueuse et a toutes les apparences d'un filament nerveux (circonstance déjà observée par Schültze); elle se prolonge jusqu'à la partie inférieure de l'épithélium et se continue avec une fibrille du nerf olfactif.

Le derme de la muqueuse est parcouru par de nombreux

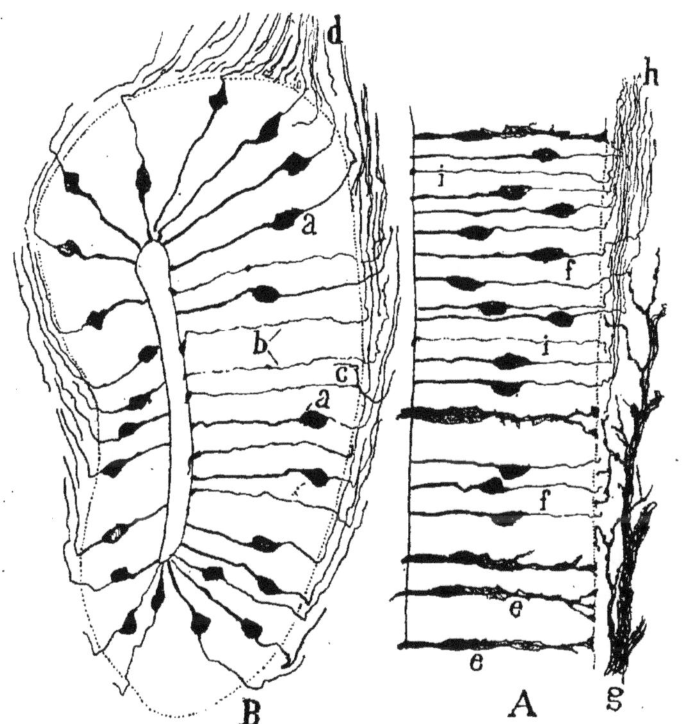

Fig. 23.

Cellules bipolaires olfactives des fosses nasales du rat (fœtus à terme).

A épithélium de la muqueuse olfactive ; *c* cellule épithéliale ; *f* cellules nerveuses ; *i* fibres nerveuses se terminant librement à la surface épithéliale ; *h* fibrilles nerveuses olfactives ; *g* nerf sensitif provenant du trijumeau.

B coupe de l'organe de Jacobson ; *a* cellules bipolaires ; *b* fibres nerveuses se terminant par une varicosité à la surface épithéliale ; *c* fibre paraissant provenir d'une autre ; *d* fibres nerveuses olfactives descendantes.

faisceaux de fibres olfactives séparées par une trame conjonctive et d'abondantes glandes tubuleuses (glandules de Bowmann).

La continuation de l'expansion profonde de la cellule bipolaire avec une fibre olfactive, a été déjà soupçonnée par M. Schültze. Mais la démonstration absolue du fait a exigé l'invention de méthodes analytiques spéciales (méthodes d'Ehrlich et de Golgi), et on n'en est arrivé à bout que dans ces dernières années, grâce aux recherches de Arnstein, Grassi et Castronovo, Van Gehuchten et les nôtres.

Nos observations, sur ce point, prouvent non seulement la continuation d'une fibre des nerfs olfactifs avec une cellule bipolaire de la muqueuse, mais aussi l'unité et l'indépendance parfaites de cette fibre pendant tout son parcours jusqu'au bulbe où elle finit au moyen d'une arborisation libre. Les réseaux et les ramifications que quelques auteurs ont décrits sur le trajet intra ou extra épithélial des fibrilles olfactives n'ont pu être confirmés avec les nouvelles méthodes de coloration.

Quand on imprègne la muqueuse olfactive d'embryons de mammifères, la coloration des cellules bipolaires est obtenue très facilement, surtout en employant notre méthode *d'imprégnation double*. Alors, en outre des fibrilles qui se continuent avec les cellules bipolaires, on en trouve quelques autres (fig. 23, *A*, *i*), de nombre très restreint, remarquablement fines, qui, après avoir traversé verticalement l'épithélium, se terminent à la surface même de celui-ci, au moyen d'un épaississement conique. Ces fibrilles ont été d'abord signalées par Brunn qui croyait que je les avais découvertes avant lui. Lenhossék, il y a peu de temps, a insisté sur ce détail, en annonçant que ces fibrilles centrifuges se trouvent aussi bien dans l'organe de Jacobson que dans la muqueuse nasale immédiate.

Nos observations sur ce sujet, inédites encore, sont d'accord avec celles de Brunn et Lenhossék. Comme ce dernier auteur, nous avons vu ces fibres tant dans la muqueuse nasale que dans l'organe de Jacobson, mais surtout dans ce dernier, où elles paraissent être très nombreuses (fig. 23, *B*, *b*). Leur délicatesse, leur direction et leur aspect variqueux les assimilent aux fibres olfactives, dans les faisceaux desquelles elles paraissent pénétrer. Dans deux cas, il nous a semblé voir que ces fibrilles procédaient par ramifications d'autres fibres un peu plus grosses circulant dans le derme de la muqueuse (fig. 23, *B*, *c*).

Quant à la signification des fibres de Brunn et de Lenhossék, nous ne pourrons nous prononcer qu'après avoir terminé un travail en préparation sur l'évolution des corpuscules olfactifs. On pourrait cependant supposer qu'il s'agit de fibres sensitives du trijumeau (du rameau ethmoïdal du nasal); mais il y a un fait qui ne dépose pas en faveur de cette présomption, c'est que les fibres du trijumeau destinées à la muqueuse nasale (partie inférieure) sont déjà développées à l'époque où les fibres centrifuges commencent à s'imprégner; en outre, leur aspect ne rappelle en rien celui de ces dernières, car elles sont épaisses, abondamment ramifiées et ne dépassent pas le derme de la muqueuse (fig. 23, *B*, *g*). Nos réserves sont d'autant plus fondées que, jusqu'aujourd'hui, ni chez les animaux nouveau-nés, ni chez ceux de quelques jours, nous n'avons trouvé les fibrilles de Brunn.

Bulbe olfactif. — L'organe improprement appelé nerf olfactif, se termine au-dessus de la lame criblée de l'ethmoïde, par un renflement grisâtre dénommé *bulbe*, dans lequel pénètrent les petits faisceaux nerveux émanés de la muqueuse nasale.

Une coupe transversale du bulbe nous offrira différentes couches concentriques qui sont, en partant de la surface : 1° une zone des fibres nerveuses périphériques ; 2° une zone des glomérules olfactifs ; 3° une zone moléculaire ; 4° une zone des cellules mitrales ; 5° une zone de grains et des fibres nerveuses profondes.

1. *Zone fibrillaire superficielle.* — Elle est exclusivement composée d'une multitude de petits faisceaux de fibres olfactives, disposées en un plexus touffu (fig. 24, *D*).

2. *Zone des glomérules.* — Ainsi appelée parce qu'elle con-

tient des masses sphéroïdales ou ovoïdes qui rappellent à première vue les glomérules du rein. La trame de ces organites ne peut être distinguée que dans les préparations imprégnées au chromate d'argent (fig. 24, *A*).

Comme l'a démontré déjà Golgi en 1874, chaque glomérule est le point de rencontre de deux sortes de fibres : les ramifications terminales des fibrilles olfactives et certaines arborisations variqueuses en forme de panaches ou de bouquets qui se continuent avec une grosse tige protoplasmique née des corpuscules mitraux (cellules de la quatrième couche). Entre ces deux espèces de fibres il ne s'établirait, suivant Golgi, aucune connexion dynamique, puisque les fibrilles olfactives, parvenues au glomérule, se continueraient, après s'y être ramifiées et avoir constitué un réseau nerveux, par

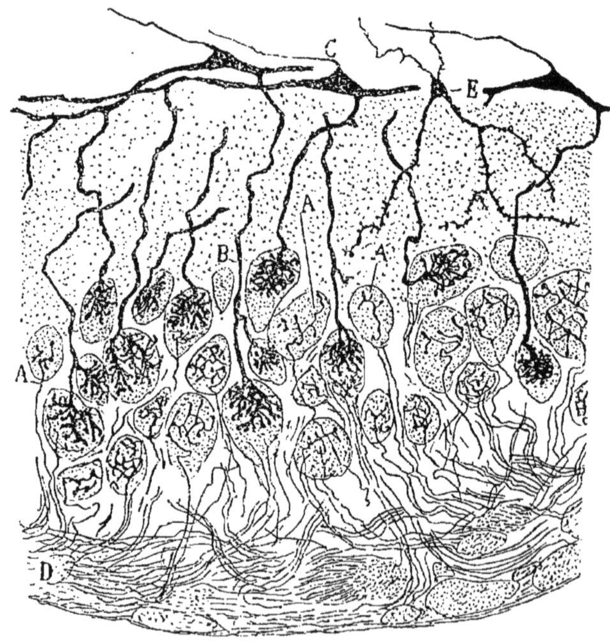

Fig. 24.

Coupe antéro-postérieure du bulbe olfactif du canard.

A arborisation des fibrilles olfactives à l'intérieur des glomérules ; *B* tiges descendant des grandes cellules à panaches et se terminant en frange granuleuse dans les glomérules ; *C* grandes cellules supérieures à panache ou mitrales ; *D* zone fibrillaire superficielle ; *E* grain le plus inférieur.

d'autres fibres nerveuses centripètes, émergeant du glomérule. De la sorte, ces admirables prolongements protoplasmiques, venus de si loin et exclusivement ramifiés dans les glomérules, c'est à dire dans l'unique point où se terminent les fibrilles olfactives, n'y rempliraient pas le moindre rôle conducteur, mais simplement un rôle nutritif.

Nos études sur le bulbe olfactif des mammifères, et ceux de mon frère sur le même organe chez les oiseaux, les reptiles et les batraciens, ont mis en lumière deux faits de quelque importance physiologique, faits confirmés ultérieurement par les recherches de van Gehuchten et Martin, de Retzius et de Kœlliker.

1. Les fibrilles olfactives se terminent *librement* dans les glomérules, au moyen d'arborisations *libres*, variqueuses, épaisses, extrêmement flexueuses, sans que jamais l'on observe la sortie d'aucun des ramuscules terminaux hors du territoire glomérulaire.

2. De la substance grise du bulbe olfactif il n'arrive aux glomérules pas d'autres expansions susceptibles de recueillir les excitations sensorielles déposées en eux, que les expansions protoplasmiques des corpuscules mitraux de la quatrième couche ou celles de certains éléments cellulaires de la troisième zone; il ne reste donc plus comme ressource qu'à assigner à ces expansions protoplasmiques une fonction conductrice, car, s'il en était autrement, le courant sensoriel serait interrompu à la surface même du bulbe.

3. *Couche moléculaire* (fig. 24 et 25). — C'est une bande d'aspect finement granuleux située en dedans de la zone glomérulaire. Le chromate d'argent y révèle quelques cellules nerveuses petites ou fusiformes, qui ont pour caractère d'envoyer aux glomérules sous-jacents une tige protoplasmique munie d'un panache ou bouquet de ramuscules. Vers la profondeur, ces cellules émettent un cylindre axe ténu, qui, une fois arrivé à la zone des grains, se coude pour marcher d'avant en arrière et pénétrer dans les faisceaux de tubes à myéline accumulés dans l'axe du bulbe.

4. *Couche des cellules mitrales* (fig. 24, *C* et 25, *e*). — Il

s'agit de cellules géantes, tantôt triangulaires, tantôt en forme de mitre, qui ont été bien décrites par Golgi. De leur face inférieure bourgeonne l'expansion la plus intéressante, c'est à dire cette tige de direction divergente, qui, après avoir traversé la zone moléculaire, se termine, au moyen d'un élégant panache variqueux, dans l'épaisseur des glomérules, où elle se met en contact intime avec les dernières ramifications des fibres olfactives (fig. 24, *B*). Des côtés des cellules mitrales partent des expansions plus ou moins obliques qui se ramifient et se perdent dans la zone moléculaire contiguë. Le cylindre axe est épais ; il sort du pôle interne de la cellule, se coude à peu de distance, et se continue, après avoir pris une direction

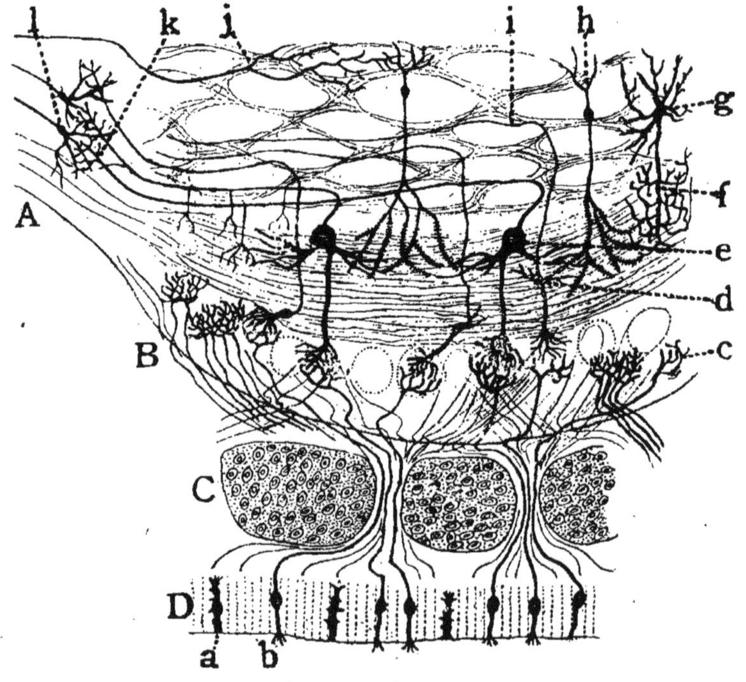

Fig. 25.

Schéma de l'appareil olfactif des mammifères.

A lobe olfactif; *B* bulbe olfactif; *C* cartilage de la lame criblée chez l'embryon ; *D* muqueuse nasale ; *a* cellule de soutien ; *b* cellule bipolaire olfactive ; *c* arborisation d'une fibre olfactive dans l'épaisseur d'un glomérule ; *d* petite cellule à panache ; *e* cellule mitrale ; *h* grains ; *g* grande cellule étoilée dont le cylindre axe court *f* se termine dans la couche moléculaire ; *j* arborisation des fibres d'origine centrale.

antéro-postérieure, avec un tube volumineux de la substance blanche du bulbe. Du trajet ultérieur de ces fibres partent à angle droit des collatérales, vues pour la première fois par mon frère, et décrites plus complètement par Van Gehuchten et Martin. Ces collatérales vont vers la périphérie et se ramifient dans l'épaisseur de la zone moléculaire.

5. *Zone des grains et des fibres à myéline.* — Il s'agit d'une trame de tubes nerveux, antéro-postérieurs pour la plupart, parsemée d'îlots ou agglomérations de cellules nerveuses. Dans cette zone, il y a à étudier les *grains*, les *cellules nerveuses étoilées*, et les *fibres nerveuses*.

Grains. — Ce sont des cellules petites, sphériques, polyédriques ou triangulaires, si nombreuses qu'on peut dire qu'elles constituent presque exclusivement les îlots cellulaires de la zone que nous étudions. Elles ont des expansions protoplasmiques, les unes centrales, les autres périphériques, mais elles manquent de cylindre axe ; à cause de cette curieuse particularité on peut les considérer comme analogues aux spongioblastes de la rétine (nos cellules *amacrines*, c'est à dire sans cylindre axe).

Les *expansions centrales* sont au nombre de deux ou trois ; elles présentent une grande finesse et se terminent, à une faible distance, dans l'épaisseur même des îlots cellulaires profonds, au moyen de fines ramifications (fig. 24 *E*, et 25, *h*).

L'*expansion périphérique* est grosse et d'autant plus forte que le grain se trouve plus rapproché de la zone moléculaire ; après avoir traversé perpendiculairement la couche des grains et celle des cellules mitrales, cette expansion atteint la zone moléculaire où elle se termine par un panache de ramuscules divergents, à contours épineux. Ces ramuscules paraissent se mettre en contact avec les expansions protoplasmiques latérales des corpuscules mitraux et les petites cellules à panache.

Les recherches de mon frère ont mis en lumière ce fait que le grain possède la même morphologie et les mêmes connexions dans toute la série animale ; il a prouvé, en outre, que de tous les appendices de ce corpuscule, celui qui ne manque jamais, et doit pour cela être considéré comme fondamental, c'est l'appendice périphérique ; les appendices centraux, au contraire, s'atrophient et même disparaissent à mesure qu'on descend l'échelle animale (batraciens, poissons).

Cellules étoilées. — Ce sont des corpuscules cellulaires de grande taille, découverts par Golgi, et qui se trouvent en nombre restreint et épars irrégulièrement dans la couche des grains. Leur cylindre axe, suivant Golgi, formerait un réseau dans l'épaisseur de cette couche, mais nous l'avons vu se terminer toujours, dans la zone moléculaire, par de magnifiques arborisations libres (fig. 25, *f*). Selon Van Gehuchten, en outre de cette espèce de cellules étoilées, il en existerait d'autres siégeant de préférence au niveau des corpuscules mitraux et caractérisées par la richesse extraordinaire de leurs expansions protoplasmiques.

Fibres nerveuses. — Presque toutes celles qui forment les petits faisceaux séparant les groupes de grains, sont la simple continuation des cylindres axes des cellules mitrales et fusiformes de la zone moléculaire. Mais il existe aussi des fibres nerveuses centrifuges qui se ramifient librement et sur une grande étendue entre les grains, auxquels elles amènent probablement quelque impulsion du cerveau (fig. 25, *j*).

Marche des courants dans le bulbe olfactif (fig. 26). — De tout cet exposé on déduit que la transmission du mouvement olfactif n'est pas individualisée, c'est à dire ne va pas d'une fibre olfactive afférente à une cellule mitrale, mais d'un groupe de fibres olfactives à un ensemble de corpuscules nerveux. Ceci explique en quelque sorte le caractère indéterminé des impressions odorantes.

Dans l'hypothèse où les expansions protoplasmiques constitueraient un appareil récepteur des courants et où le cylindre axe serait un conducteur cellulifuge, la marche du mouvement nerveux serait la suivante : l'impression olfactive recueillie dans la muqueuse par l'expansion périphérique des cellules bipolaires est transmise aux glomérules par le prolongement interne ou nerveux; c'est dans les glomérules que, grâce à leur panache protoplasmique, les corpuscules mitraux aussi bien que les cellules pyramidales ou fusiformes de la couche moléculaire viennent recueillir cette impression pour la porter au cerveau le long des cylindres axes antéro-postérieurs de la couche des grains. Dans le cerveau, les arborisations terminales étendues des cylindres axes venus du bulbe, déposent l'impression reçue au niveau de la couche moléculaire du lobe olfactif; alors les panaches ou bouquets périphériques des cellules pyramidales qui siègent dans cette région cérébrale se chargent de l'impression olfactive. En résumé, la voie centri-

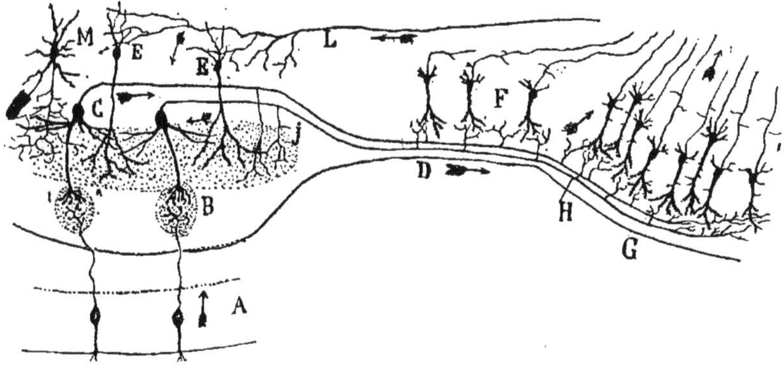

Fig. 26.

Schéma de la marche des courants nerveux dans l'appareil olfactif des mammifères.

A muqueuse olfactive ; *B* glomérule olfactif du bulbe ; *C* cellule mitrale ; *E* grains ; *D* tractus ou pédicule olfactif ; *G* région de la racine blanche externe du nerf olfactif ; *F* cellules pyramidales du tractus ; *M* cellule à cylindre axe court ; *J* collatérales des cylindres axes des cellules mitrales au niveau du bulbe olfactif ; *H* collatérales de ces mêmes cylindres axes dans le tractus ; *L* fibre centrifuge. — La pointe des flèches indique le sens des courants.

pète des impressions olfactives possède deux embranchements principaux : l'un dans les glomérules et l'autre dans l'écorce du lobe olfactif. Dans chacun de ces embranchements, le mouvement acquiert une diffusion plus grande, un nombre progressivement plus grand de corpuscules nerveux prenant part à sa conduction.

Les récentes études de C. Calleja faites sur la région olfactive du cerveau des mammifères corroborent l'opinion que nous avons exposée précédemment, d'après laquelle les fibres du *tractus* se terminent au niveau des bouquets des cellules pyramidales du cerveau, c'est à dire en pleine couche moléculaire. Les fibres de la racine externe fournissent dans leur long trajet à travers la surface du cerveau une infinité de collatérales ramifiées dans la couche moléculaire sous-jacente, et, d'autre part, ces cylindres axes finissent aussi en donnant des arborisations situées entre les bouquets ou panaches supérieurs des cellules pyramidales. Aucune fibre olfactive ne paraît se continuer par un cylindre axe des cellules corticales. Le schéma de la fig. 26 montre ce qu'il y a d'essentiel dans cette disposition.

VI. — RÉTINE

La rétine est un centre nerveux périphérique, une sorte de ganglion membraneux d'où naissent la plupart des fibres du nerf optique. La terminaison de ces fibres a lieu par des arborisations libres, étendues dans l'épaisseur des corps genouillés et des tubercules quadrijumeaux.

Les éléments nerveux de la rétine se disposent en sept couches (en décomptant les membranes limitantes et la zone pigmentaire), ce sont :

1. *Les bâtonnets et les cônes ;*
2. *Les grains externes ou corps des cellules visuelles ;*
3. *La couche plexiforme ou moléculaire externe ;*
4. *Les grains internes ;*
5. *La couche plexiforme ou moléculaire interne ;*
6. *Les cellules ganglionnaires ;*
7. *Les fibres du nerf optique.*

Tous ces éléments sont soutenus et isolés par de grandes cellules dirigées d'avant en arrière, de la face extérieure de la rétine jusqu'à la zone des cônes et des bâtonnets, cellules que l'on a appelées *fibres de Müller* ou cellules épithéliales rétiniennes. Comme les cellules de soutien de la muqueuse olfactive, les fibres de Müller possèdent sur leurs faces une infinité de fossettes ou mortaises qui servent de réceptacles aux corpuscules et aux fibres nerveuses de la rétine. Le noyau des fibres de Müller se trouve au niveau de la couche des grains internes, et les deux extrémités du protoplasma ou corps cellulaire se condensent en deux lamelles homogènes limitantes (couches limitantes), l'une placée au-dessous des cônes et des bâtonnets, l'autre située sur la surface antérieure de la rétine (fig. 27, t). Les fibres de Müller sont complètement indépendantes, car elles n'ont entre elles ou avec les éléments nerveux auxquels elles servent de support que de simples relations de contact.

Il est extrêmement probable que les fibres de Müller constituent un appareil isolateur des courants nerveux, car on remarque que leurs expansions latérales manquent seulement

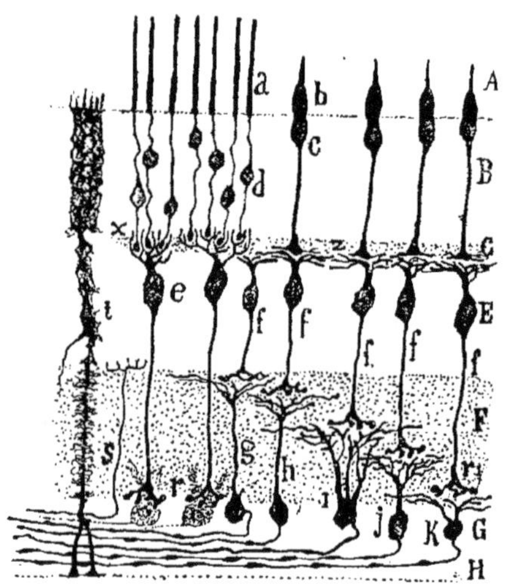

FIG. 27.

Coupe transversale de la rétine d'un mammifère.

A couche des cônes et des bâtonnets; *B* corps des cellules visuelles (grains externes); *C* couche plexiforme externe; *E* couche des cellules bipolaires (grains internes); *F* couche plexiforme interne; *G* couche des cellules ganglionnaires; *H* couche des fibres du nerf optique; *a* bâtonnet; *b* cône; *c* corps de la cellule du cône; *d* corps de la cellule du bâtonnet; *e* cellule bipolaire pour bâtonnet; *f* cellules bipolaires pour cônes; *g, h, i, j, k* cellules ganglionnaires ramifiées dans les divers étages de la zone plexiforme interne; *r* arborisation inférieure des cellules bipolaires pour bâtonnets, en connexion avec les cellules ganglionnaires; *r* arborisation inférieure des cellules bipolaires pour cônes; *t* cellule de Müller ou épithéliale; *x* contact entre les bâtonnets et leurs cellules bipolaires; *z* contact entre les cônes et leurs cellules bipolaires; *s* fibre nerveuse centrifuge.

dans les zones rétiniennes où il y a des connexions de fibres, c'est à dire des passages de courants.

1. Couche des batonnets et des cônes (fig. 27, *A*). — Nous ferons abstraction ici des propriétés physiques et chimiques si curieuses de ces organites, car elles sont surabondamment connues depuis les travaux de Müller, Schültze, Krause, Kœlliker, Hoffmann, Ranvier, Boll, Kühn, etc., etc., et nous porterons notre attention exclusivement sur les propriétés morphologiques qui constituent notre point de vue actuel.

Le *bâtonnet* (fig. 27, *a*) est une fibre, fine chez les mammifères et les oiseaux nocturnes, très grosse chez les batraciens, les oiseaux diurnes et les poissons. Chez les reptiles il fait complètement défaut.

Le *cône* se présente d'une manière exclusive dans la rétine des reptiles ; il est très abondant chez les oiseaux diurnes, rare chez les nocturnes et moins fréquent, dans une assez grande proportion, que le bâtonnet dans la rétine des mammifères, à l'exception de la fossette centrale, qui, comme on le sait, est uniquement composée de cônes. Du reste, comme on peut le voir dans la fig. 27 en *b*, le cône des mammifères est gros, en forme de bouteille, et plus court que les bâtonnets.

Au point de vue histogénique, le cône aussi bien que le bâtonnet ne représentent pas des cellules complètes, mais le produit de sécrétion, différencié en fins détails de structure, des corpuscules cellulaires de la couche sous-jacente (grains externes). Ils forment, pour ainsi dire, une espèce de lamelle épithéliale, notablement renforcée.

2. Couche des corps des cellules visuelles (fig. 27, *B*). — Les corps des cellules visuelles, appelés aussi *grains externes*, représentent le protoplasma vivant non transformé des cônes et des bâtonnets. Ils se continuent donc avec ceux-ci à travers la membrane limitante externe, qui offre, à cet effet, de nombreuses perforations arrondies. Il est nécessaire de distinguer dans la description le corps cellulaire continué par le cône du corps cellulaire prolongé par le bâtonnet.

8

Le corps cellulaire du cône (fig. 27, *c*) est situé près de la limitante externe ; il possède un noyau gros et ovoïde. Par en bas ou en dedans, le protoplasma du corps cellulaire se continue en une fibre droite, qui, en arrivant à la zone plexiforme externe, éprouve une dilatation conique (pied du cône). Du contour basilaire de cette dilatation conique partent quelques fibrilles horizontales, se terminant librement.

Le corps cellulaire du bâtonnet (fig. 27, *d*) siège à des hauteurs différentes dans la zone que nous étudions ; il renferme un noyau ovoïde de moindre volume que celui du corps cellulaire du cône. Son protoplasma s'étire en deux fibres, l'une ascendante, l'autre descendante. L'expansion ascendante, fine et variqueuse, se continue avec un bâtonnet, tandis que la descendante, très fine aussi, descend jusqu'à la zone plexiforme externe où elle se termine par une petite sphère complètement libre et dépourvue de ramuscules.

Les expansions que les auteurs anciens, aussi bien que les modernes (Tartuferi, Dogiel), ont décrites à la sphère terminale du bâtonnet, sont le résultat de préjugés d'école ou représentent une pure illusion : car ni la méthode de Golgi, ni celle d'Ehrlich ne révèlent rien de semblable.

Nous disons *préjugés* d'école, parce que pendant l'*ère des anastomoses* il eût été véritablement hérétique de supposer que des cellules d'aussi grande importance que les bâtonnets pour le phénomène de la vision, restaient isolées, c'est à dire sans continuité avec les innombrables fibrilles que l'on imaginait dans la zone plexiforme externe. Heureusement, la vérité peut aujourd'hui s'ouvrir un chemin, car avec la doctrine de la transmission par contact, l'action produite par les bâtonnets peut être recueillie, ainsi que nous le verrons bientôt, par certaines cellules bipolaires et portée individuellement jusqu'aux centres nerveux.

Couche plexiforme externe (fig. 27, *C* et 28, 1). — C'est le point d'entre-croisement de nombreuses expansions protoplasmiques émanées des cellules de la couche sous-jacente (grains internes), ainsi que d'abondantes fibrilles basilaires procédant des pieds des cônes.

Cette zone doit être subdivisée en *deux étages, supérieur et inférieur*. Chacun d'eux est le point de connexion d'une catégorie particulière de cellules nerveuses.

L'*étage supérieur* (fig. 27, *x*) est le point de réunion et de contact des sphérules terminales des bâtonnets avec les panaches ou bouquets ascendants de certaines cellules bipolaires pour bâtonnets.

L'*étage inférieur* (fig. 27, *z*) est le point d'agglomération et de contact des pieds et des fibrilles basilaires des cônes, d'un côté, avec les expansions supérieures, aplaties, de certaines cellules bipolaires de l'autre (bipolaires pour cônes).

COUCHE DES GRAINS INTERNES (fig. 27, *E*). — C'est cette zone qui est la plus compliquée de la rétine; on doit la subdiviser pour suivre un meilleur ordre descriptif en trois sous-zones : 1° des *cellules horizontales*, sous-réticulaires, étoilées, etc., de certains auteurs; 2° des *cellules bipolaires*; 3° des *spongioblastes*.

Cellules horizontales. — Etudiées par Krause et Schiefferdecker dans presque toute la série des vertébrés, elles n'ont été bien et dûment connues que depuis les travaux de Tartuferi, Dogiel et les nôtres.

Chez les mammifères, ces cellules forment deux variétés, non compris quelques variétés de moindre importance : *les petites cellules horizontales ou externes*, et *les grandes cellules horizontales ou internes*.

Les petites cellules horizontales (fig. 28, *a*) sont aplaties, étoilées et gisent immédiatement au-dessous de la zone plexiforme externe. De leur périphérie jaillissent de nombreuses expansions divergentes et ramifiées qui constituent sous les pieds des cônes un plexus très touffu. Le cylindre axe *d* est fin, se dirige horizontalement dans la zone des grains internes, à une distance variable, et s'achève en se décomposant en quelques ramuscules terminaux. Il émet dans son trajet de nombreuses collatérales ramifiées et libres.

Les grandes cellules horizontales (fig. 28, *b*) siègent en général dans un plan plus interne que les précédentes, dont elles se distinguent, d'ailleurs, par leur grande taille.

Leurs expansions protoplasmiques sont épaisses, horizontales, et finissent, à une assez faible distance, par des ramuscules courts, digitiformes et ascendants. L'expansion nerveuse ou cylindraxile est volumineuse et horizontale; elle a été déjà vue par Tartuferi. Dogiel, qui l'a colorée récemment au bleu de méthylène, suppose qu'après un parcours horizontal variable, elle descend brusquement, à travers les couches rétiniennes, pour se continuer avec une fibre du nerf optique; mais, à notre avis, le savant russe a été victime d'une illusion explicable par la difficulté d'apprécier sur des rétines vues de face et colorées par ce réactif, le cours total des fibres nerveuses et le plan réel où se trouve chaque cellule.

De nos récentes observations, exécutées sur de grandes coupes horizontales de rétine imprégnée par la méthode double au chromate d'argent, il résulte que ces cylindres axes ne descendent et ne sortent jamais hors de la zone plexiforme

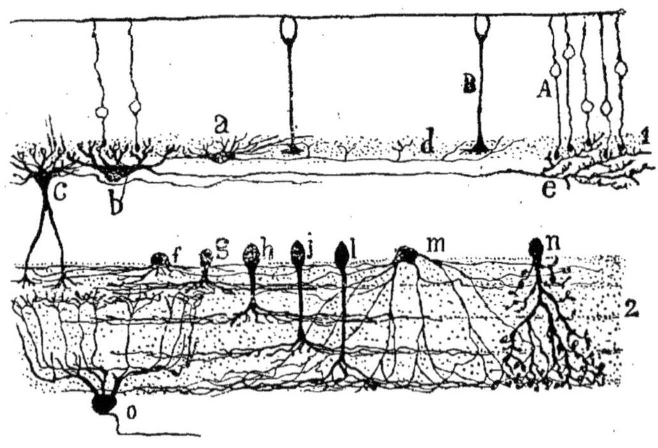

Fig. 28.

Coupe perpendiculaire d'une rétine de mammifère.

A grains externes ou corps des bâtonnets; *B* corps des cônes; *a* cellule horizontale externe ou petite; *b* cellule horizontale interne ou grande; *c* cellule horizontale interne avec des appendices protoplasmiques descendants; *e* arborisation aplatie d'une de ces grandes cellules; *f*, *g*, *h*, *j*, *l*, spongioblastes ramifiés dans les divers étages de la zone plexiforme interne; *m*, *n*, spongioblastes diffus; *o* cellule ganglionnaire bistratifiée; *1* zone plexiforme externe; *2* zone plexiforme interne.

externe, mais que, après un trajet très long, ils s'y terminent au moyen d'une arborisation variqueuse d'une extension énorme. Chaque fibre de cette ramification envoie vers l'étage des sphérules des bâtonnets un court ramuscule finissant par une varicosité (fig. 28, *e*).

Nous avons tout récemment retrouvé ces arborisations nerveuses chez les passereaux (moineaux). Elles sont plus petites que celles des mammifères, mais leurs ramuscules, qui émettent aussi de fines épines ascendantes, sont beaucoup plus serrés. Ces arborisations se montrent encore plus petites et plus simples chez les gallinacés. Nous ne pourrions cependant pas affirmer que les arborisations trouvées chez ces derniers animaux correspondent exactement à celles que nous avons observées chez les passereaux.

On doit mentionner comme variété des grandes cellules horizontales ou internes une espèce cellulaire caractérisée, à part les propriétés susdites, par celle de montrer une ou deux expansions protoplasmiques descendantes qui se ramifient dans la zone plexiforme interne (fig. 28, *c*). Tartuferi et Dogiel croient que toutes les grandes cellules horizontales possèdent des expansions descendantes, mais nos recherches mettent hors de doute l'existence de cellules de cette espèce dépourvues de semblables appendices.

Cellules bipolaires. — Comme l'ont démontré Tartuferi et Dogiel, ces cellules sont fusiformes et possèdent deux expansions, l'une ascendante et l'autre descendante. L'expansion descendante est toujours unique et se termine à différentes hauteurs dans la zone plexiforme interne par un panache aplati. L'expansion ascendante est souvent multiple, elle produit une ramification abondante qui se dispose horizontalement dans l'étage inférieur de la zone plexiforme externe (fig. 27, *e*, *f*).

Nos recherches nous permettent d'ajouter à la description de ces auteurs les données suivantes :

1. Le panache formé par l'expansion ascendante, aussi bien que celui constitué par des ramuscules variqueux, est libre. Par suite les réseaux que ces savants, influencés par leur

milieu scientifique, ont décrit dans les plans de ramification de ces expansions, n'existent pas.

2. Les cellules bipolaires ne sont point toutes semblables ; il y a entre elles de notables différences de forme et de grandeur. Les principales variétés sont : 1° des cellules bipolaires à panache ascendant, fin, qui se termine librement entre les sphérules des bâtonnets (fig. 27, *e*). Comme ces sphérules se logent précisément entre les fibrilles de ce panache terminal, et comme aucune expansion d'aucun autre élément cellulaire ne parvient jusqu'à elles, il ne reste plus qu'à considérer ces cellules bipolaires, comme les corpuscules destinés à recueillir les activités spécifiques produites par les bâtonnets ; d'où le nom de *bipolaires pour bâtonnets* que nous leur avons donné ; 2° des cellules bipolaires à panache aplati, ramifié dans le deuxième étage de la zone plexiforme externe, point où s'étalent les fibrilles basilaires des cônes (fig. 27, *f*). Cette coïncidence de position nous a fait qualifier ces cellules de *bipolaires pour cônes*, car, étant donnée la disposition de leur panache externe, elles ne peuvent être en connexion qu'avec les cônes ; 3° des cellules bipolaires tant de cônes que de bâtonnets, mais avec un panache ascendant très volumineux et d'une extension si énorme que ces cellules peuvent recouvrir une surface rétinienne égale à celle qu'embrassent les petites cellules horizontales. Les branches de ce bouquet supérieur sont horizontales et se ramifient à plusieurs reprises, en offrant parfois des épines ascendantes collatérales qui vont jusqu'aux sphérules des bâtonnets ; d'autres fois elles présentent le poli et l'aspect des ramuscules des cellules bipolaires pour cônes.

3. Le panache inférieur de toutes, ou au moins de la plupart des cellules bipolaires pour bâtonnets, s'applique sur le corps des cellules de la couche ganglionnaire ; tandis que le panache descendant des cellules bipolaires pour cônes, et peut-être celui des cellules bipolaires géantes, se termine dans l'un quelconque des cinq étages d'arborisation que contient approximativement la zone plexiforme interne (fig. 27, *r*, *s*).

Spongioblastes (fig. 28, *f*, *g*, *h*, etc.). — Ils siègent dans la partie la plus profonde de la zone des grains internes, et leurs expansions se dirigent toutes en bas, en se ramifiant dans la zone plexiforme interne où elles se termineraient, selon l'opinion de plusieurs auteurs, en formant des réseaux horizontaux.

Nos observations touchant ces corpuscules singuliers dépourvus de cylindre axe, comme l'a démontré Dogiel, nous permettent d'affirmer les faits suivants :

1. Chacun des cinq étages d'arborisation que contient la zone plexiforme interne, possède ses spongioblastes propres, ou, en d'autres termes, il y a à distinguer parmi ces éléments cinq catégories, selon le plan de la zone plexiforme où ils envoient leur arborisation terminale. Il y a donc des spongioblastes dont la tige ou les tiges se ramifient dans le premier étage, des spongioblastes dont l'expansion se ramifie dans le deuxième étage, et ainsi de suite (fig. 28, *f*, *g*, *h*).

2. En outre des spongioblastes qui fournissent seulement des ramuscules pour un étage de la zone plexiforme interne, et qui, pour cette disposition, peuvent être qualifiés de *stratifiés*, il en existe d'autres dont les expansions se distribuent dans presque toute l'épaisseur de cette zone ; ceux-ci pourraient être appelés *spongioblastes diffus* (fig. 28, *m*, *n*). Néanmoins, la majeure partie des ramuscules de ceux-ci s'accumule dans l'étage le plus inférieur.

3. Les arborisations aplaties que les spongioblastes constituent dans chaque étage de la zone plexiforme interne sont au moins de deux espèces ; des arborisations fines, très étendues, de fibres divergentes et horizontales, ayant tout l'aspect d'expansions nerveuses, et des arborisations courtes, lâches, irrégulières, formées de fibres épaisses, flexueuses et ramifiées plusieurs fois. Souvent, et spécialement dans les étages 2, 3 et 4, viennent s'y joindre d'autres arborisations (continuées par les spongioblastes géants) caractérisées par la grosseur et les aspérités de leurs branches horizontales.

4. A chaque étage de la zone plexiforme interne où s'accumulent tant d'arborisations de spongioblastes viennent

s'ajouter, convergeant par en bas, des ramifications étendues, horizontales, formées par les expansions protoplasmiques des corpuscules ganglionnaires (6e couche).

En résumé : chaque étage paraît être composé : d'un plan externe formé par les ramuscules des spongioblastes; d'un plan interne constitué par les arborisations des cellules ganglionnaires unistratifiées, et d'un plan moyen où s'alignent les panaches inférieurs des cellules bipolaires pour cônes et peut-être (quoique cela ne soit pas prouvé encore) quelques autres panaches appartenant aux cellules bipolaires pour bâtonnets. Ces trois plexus de fibres ne sont pas rigoureusement séparés, car les rameaux de chacun d'eux montent ou descendent en différents points en s'entrelaçant intimement et en formant une espèce de feutrage très serré.

Nous avons fixé à cinq le nombre des plexus horizontaux de la rétine des mammifères. Parmi eux les premier, deuxième, quatrième et cinquième sont beaucoup plus épais et apparents que le troisième. Nous ne donnons pas, cela va sans dire, ce nombre comme absolu, car il pourra arriver que de nouvelles recherches l'augmentent, d'autant plus que dans la rétine des oiseaux et dans celle des reptiles où la zone plexiforme interne possède un grand développement, on arrive à compter dans les points les plus épais de cette membrane sept étages ou plexus fibrillaires concentriques, bien que cinq seulement se montrent bien développés et riches en arborisations.

Couche plexiforme interne (fig. 27, *F* et 28, *2*). — Cette zone rétinienne, grâce à ce qui vient d'être exposé, se trouve déjà décrite en substance. Elle représente le point de connexion de trois espèces cellulaires : les *spongioblastes*, les *cellules bipolaires* et les *corpuscules ganglionnaires*. Chez les mammifères, cette couche renferme, en outre, quoique rarement, quelques spongioblastes horizontaux dont les rameaux se perdent dans l'un des divers étages décrits plus haut.

Afin de multiplier les surfaces de contact et d'éviter les communications en masse qui auraient porté préjudice à l'individualité et à la pureté des transmissions, la nature fait en sorte que la rencontre de ces éléments ait lieu dans certaines zones ou étages concentriques. Plus sont petites et nombreuses les cellules polaires d'un animal, plus grands sont l'épaisseur et le nombre des étages de la zone plexiforme interne.

COUCHE DES CELLULES GANGLIONNAIRES (fig. 27, *G*). — Comme on le sait bien, ces cellules possèdent un cylindre axe continué par une fibre du nerf optique, un corps ovoïde, piriforme, ou semilunaire, et des expansions protoplasmiques qui partant exclusivement de la face supérieure de ce corps se ramifient en plexus horizontaux à différentes hauteurs, dans la couche plexiforme interne.

Ici aussi il y a à faire des distinctions suivant la forme de l'arborisation protoplasmique supérieure. Toutes les cellules ganglionnaires peuvent se distribuer en trois classes :

1. *Cellules unistratifiées* (fig. 27, *g*, *h*, *i*, *j*, *k*) dont la ramification protoplasmique s'étend dans un seul étage de la zone plexiforme interne. Ces étages étant au nombre de 5, il y a des cellules dont l'arborisation se terminera dans le premier ; d'autres qui enverront leurs expansions au deuxième et ainsi de suite.

2. *Cellules multistratifiées* (fig. 28, *o*) dont la ramification protoplasmique forme deux ou plusieurs plexus concentriques correspondant à un nombre égal d'étages de la couche plexiforme interne.

3. *Cellules diffuses*, dont l'arborisation ascendante est lâche, et se distribue, sans donner de stratification, dans presque toute l'épaisseur de la zone plexiforme interne.

Les cellules ganglionnaires pourraient aussi se diviser, quant au volume, en petites, moyennes et géantes. Quoiqu'il existe des exceptions, on peut affirmer que ces corpuscules sont d'autant plus petits que leur ramification terminale est plus réduite, et que l'étage auquel ils destinent leurs arborisations est plus inférieur.

COUCHE DES FIBRES DU NERF OPTIQUE (fig. 27, *H*). — Là

plupart des cylindres axes qui constituent cette zone, sont la simple continuation des expansions inférieures ou fonctionnelles des cellules ganglionnaires. Mais une partie de ces cylindres axes doit être considérée comme formée de fibres centrifuges dont il faut chercher l'origine dans les centres optiques. Ces fibres, découvertes d'abord par nous dans la rétine des oiseaux, ont été démontrées aussi par Monakow, par des inductions basées sur des études d'anatomie pathologique (fig. 27, *s*).

Marche des excitations lumineuses dans la rétine. — Après ce qui vient d'être exposé, rien n'est plus facile que de suivre le chemin parcouru par l'impression recueillie par les bâtonnets et les cônes. Mais comme les connexions des uns et des autres de ces derniers sont différentes, et qu'il est extrêmement probable que chaque espèce de cellules visuelles est affectée à une qualité distincte de la lumière (les bâtonnets à l'intensité lumineuse incolore, les cônes aux couleurs), il convient de rechercher séparément quel est le chemin suivi par l'impression reçue par les deux espèces de corpuscules visuels.

Impression reçue par les bâtonnets. — Elle est d'abord transportée à la zone plexiforme externe où la prennent les cellules bipolaires à panache ascendant ou à bâtonnets, pour la conduire au corps même des cellules ganglionnaires géantes. De ce point, le mouvement est transmis le long des cylindres axes de la couche des fibres optiques, puis court dans les nerfs et les bandelettes optiques et se termine dans les corps genouillés ou les tubercules quadrijumeaux, dans lesquels il se trouve aux prises avec les panaches protoplasmiques périphériques de certaines cellules nerveuses siégeant dans ces organes.

Dans le lobule optique des oiseaux, où nous sommes parvenu, le premier, à déterminer le mode de terminaison des fibres du nerf optique, nous avons vu celles-ci se décomposer en de magnifiques arborisations libres, dont chacune se met en relation avec l'expansion protoplasmique de différentes cellules fusiformes.

P. Ramon a de même démontré, dans les corps genouillés des mammifères et aussi dans le tubercule quadrijumeau antérieur, l'existence des arborisations libres des fibres optiques et leur entrelacement avec les ramifications protoplasmiques des grandes cellules étoilées et fusiformes (fig. 29, *C*). Enfin tout récemment van Gehuchten a décrit dans le lobe optique de

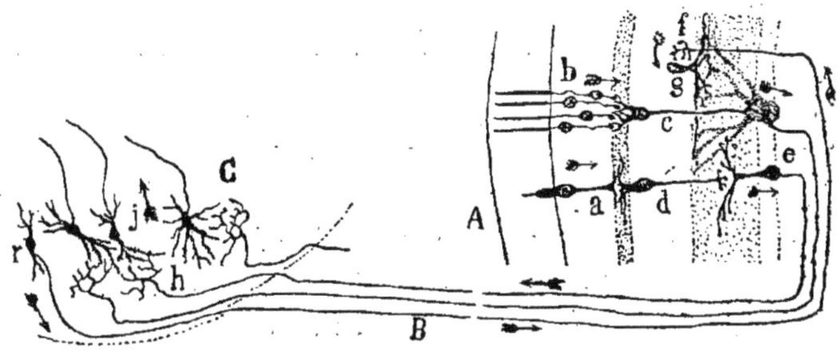

Fig. 29.

Schéma du chemin suivi par l'excitation nerveuse, depuis les cônes et les bâtonnets jusqu'aux corps genouillés.

A rétine ; *B* nerf optique ; *C* corps genouillé ; *a* cône ; *b* bâtonnet ; *d* cellule bipolaire destinée au cône ; *c* cellule bipolaire destinée au bâtonnet ; *e* cellule ganglionnaire ; *f* fibre nerveuse centrifuge ; *g* spongioblaste ; *h* arborisations libres des fibres venant de la rétine ; *j* cellule nerveuse dont le bouquet protoplasmique est chargé de recueillir l'excitation apportée par les fibres optiques ; *r* cellules d'où partent probablement les fibres centrifuges. — La pointe des flèches indique le sens des courants.

l'embryon de poulet ce même mode de terminaison des fibres optiques, et aussi l'entrelacement nervoso-protoplasmique qui a lieu dans les couches superficielles de cet organe.

Impression reçue par les cônes. — Elle est aussitôt conduite à l'étage profond de la zone réticulaire externe, où la recueillent les panaches aplatis des cellules bipolaires pour cônes ; ensuite, selon la bipolaire impressionnée, le courant se dirige vers l'un des cinq étages de la zone plexiforme interne, où le reçoivent les panaches protoplasmiques des cellules ganglionnaires. Finalement, les cylindres axes de ces dernières se chargent de la conduction ultérieure du courant jusqu'aux centres optiques, dans lesquels on ne sait s'il existe un point spécial pour emmagasiner les impressions.

De la disposition des voies conductrices rétiniennes et centrales résultent les conséquences importantes suivantes :

1. Les impressions suscitées dans les cellules visuelles sont toujours recueillies par des expansions protoplasmiques, transmises par des cylindres axes, et réparties par des arborisations de fibres nerveuses. C'est dire que les corpuscules rétiniens, comme ceux du bulbe olfactif et de tous les autres centres où le sens du courant est manifeste, possèdent un appareil de *réception des courants* (corps cellulaires et expansions protoplasmiques) et un autre de *conduction et de distribution de ces mêmes courants*.

2. La commotion rétinienne ne se transmet pas par une seule série longitudinale d'éléments, mais par un groupe de cellules en connexion entre elles, de sorte que plus le mouvement avance en profondeur, plus le nombre de cellules participant à sa conduction augmente. Par exemple, l'impression apportée par un cône est recueillie par plusieurs cellules bipolaires à panache aplati. Celles-ci envoyant en haut, en bas (ou en dedans) leur panache terminal aux différents étages de la zone plexiforme interne, il en résulte que plusieurs cellules ganglionnaires, pour le moins en aussi grand nombre que les cellules bipolaires, peuvent prendre part aussi à la conduction de l'impression. Enfin, dans les centres optiques, chaque fibre de la bandelette optique touche par ses arborisations étendues et libres, à plusieurs corpuscules ganglionnaires. Par contre, au niveau de la fossette centrale de la rétine, la conduction est plus individuelle, plus précise, car on peut dire que chaque pied de cône ne se met en relation qu'avec un panache de cellule bipolaire, et chaque cellule bipolaire, à son tour, par sa partie inférieure, paraît se mettre en contact seulement avec une arborisation protoplasmique limitée de corpuscules ganglionnaires. Ceci, joint à l'extrême délicatesse des cônes, ainsi que de tous les éléments qui interviennent dans la conduction en cette région, explique suffisamment l'acuité visuelle très grande de la fossette centrale de la rétine.

3. Les cellules horizontales paraissent remplir un rôle d'association entre deux régions plus ou moins distantes de la rétine. Les parties associées paraissent être les cônes et les bâtonnets.

4. Les spongioblastes paraissent se trouver en dehors de la chaîne nerveuse rétinienne, et on ne peut rien déterminer relativement à leur usage, étant donné qu'ils manquent de cylindre axe et que leurs uniques expansions se mettent en relation avec les cellules ganglionnaires. On peut conjecturer, néanmoins, les spongioblastes étant les seuls éléments de la rétine qui reçoivent les arborisations terminales des fibres centrifuges, qu'ils servent à transporter aux cellules ganglionnaires quelque excitation émanée des centres, impulsion qui serait peut-être nécessaire pour le jeu fonctionnel de la connexion des cellules bipolaires. De toute façon, le rôle joué par les spongioblastes doit être de grande importance, car ces éléments ne manquent chez aucun vertébré, et augmentent de nombre et de variétés morphologiques, soit sur le bord de la *fovea* d'un grand nombre d'animaux (reptiles, oiseaux), soit dans les régions voisines (mammifères). Les rétines les plus épaisses et de la structure la plus fine, comme celles des oiseaux et des reptiles, montrent un système très compliqué de spongioblastes (1).

(1) Nos idées sur la structure de la rétine ont été acceptées dans ce qu'elles ont de fondamental par Retzius, His et van Gehuchten, dont les derniers travaux renferment des schémas très semblables aux nôtres.

VII. — LES TERMINAISONS NERVEUSES DANS L'OREILLE INTERNE

Un savant suédois, G. Retzius, utilisant notre méthode d'imprégnation double au chromate d'argent, a fini par résoudre le difficile problème du mode de terminaison des fibres nerveuses acoustiques. Aussi bien dans l'organe de Corti du limaçon que dans l'épithélium des crêtes auditives des canaux demi-circulaires, ce savant a mis hors de doute ce fait que ces fibres se terminent par des ramifications libres intercellulaires, sans se continuer jamais avec les cellules ciliées que l'on avait décrites dans les épithéliums.

En réalité, comme l'a fait savoir Retzius, les fibres terminales du nerf acoustique peuvent être comparées tout à fait à celles du nerf olfactif; car les unes comme les autres représentent l'expansion périphérique de cellules bipolaires. L'unique différence qui les sépare repose sur la situation du corps des cellules d'origine. Dans la muqueuse olfactive, ces cellules se trouvent, comme nous l'avons exposé précédemment, en plein épithélium et leur prolongement périphérique est court et non ramifié, tandis que la cellule bipolaire acoustique siège à distance de l'épithélium (dans les ganglions situés sur le trajet des branches nerveuses du limaçon et des canaux semi-circulaires) et que son expansion périphérique se décompose en nombreuses branches ascendantes placées entre les cellules épithéliales. Les cellules de l'épithélium auditif, munies d'appendices ciliés, représentent donc quelque chose comme les cônes et les bâtonnets de la rétine, c'est à dire un chaînon épithélial intermédiaire entre l'agent extérieur, ondes sonores, et les fibres nerveuses réceptrices.

Nos récents travaux confirment pleinement la description de Retzius. La fig. 30 représente une coupe de canal semi-circulaire d'un fœtus à terme de rat. La crête auditive apparaît sur une section perpendiculaire et l'on y voit pénétrer les fibrilles nerveuses venues des cellules bipolaires résidant à une grande distance de l'épithélium. Les ramifications terminales sont variqueuses ; elles forment à leur origine des petits arcs à concavité supérieure et s'achèvent non loin de la surface épithéliale libre, par une varicosité. On remarque aussi dans cette figure des terminaisons nerveuses du même genre en d'autres points de l'épithélium, c'est à dire en dehors de la région des crêtes auditives, terminaisons dont nous n'avons pu déterminer la provenance, quoique nous croyons probable qu'il s'agit également de fibrilles du nerf acoustique (fig. 30, *D*).

De cet exposé on conclut que les terminaisons acoustiques constituent un nouvel appui à l'hypothèse tant de fois rappelée de la polarité dynamique des cellules nerveuses. L'expansion extérieure des cellules bipolaires acoustiques est plus épaisse que l'expansion interne et peut être regardée comme un prolongement protoplasmique, tandis que l'expansion interne ou profonde, beaucoup plus fine, peut être considérée comme un véritable cylindre axe. L'excitation recueillie par les cellules épithéliales est portée aux ramifications du prolongement protoplasmique, et ensuite au corps de la cellule bipolaire et à sa fibre nerveuse. Celle-ci la conduit au bulbe où se trouvent sûrement les arborisations terminales du nerf acoustique formant là un nouvel entrelacement par contact avec une autre série de corpuscules nerveux.

Lenhossék, dans un récent travail (*die Nervenendigungen in der Maculæ und Cristæ acusticæ*, 1893), donne une description des terminaisons acoustiques qui s'éloigne quelque peu de la nôtre. Pour cet auteur, les fibres acoustiques pénétreraient dans l'épaisseur de l'épithélium et se résoudraient en

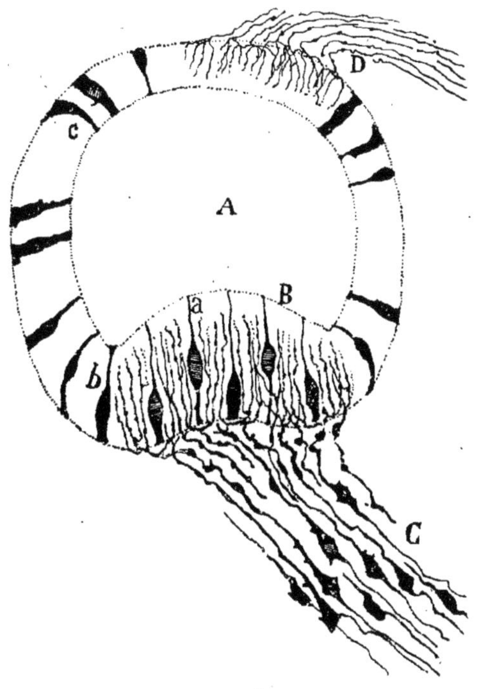

Fig. 30.
Coupe transversale de la crête auditive d'un canal semi-circulaire de fœtus de rat.
A canal semi-circulaire ; *B* crête auditive ; *C* faisceau nerveux continué par des cellules bipolaires ; *D* petit faisceau nerveux se terminant à la partie supérieure du canal semi-circulaire ; *a* cellule épithéliale bipolaire ; *b* et *c* variétés de cellules épithéliales.

arborisations libres situées au-dessous de l'extrémité profonde des cellules ciliées. De la sorte, il existerait deux espèces de ramifications : les unes nées au-dessous de l'épithélium, ce sont celles que j'ai décrites ; les autres placées dans l'épaisseur de l'épithélium, au-dessous des cellules ciliées ; celles-ci ne se sont pas montrées dans nos préparations. Les différences qui séparent la description de Lenhossék de la nôtre dépendent probablement de ce que nous n'avons pas étudié tous deux ce sujet à la même époque du développement. Lenhossék a opéré sur le rat âgé de plusieurs jours, tandis que nous nous sommes servi de fœtus très jeunes du même animal, chez qui, selon toute vraisemblance, les ramifications secondaires véritablement terminales ne s'étaient pas encore développées. — D'ailleurs Retzius, Van Gehuchten, von Lenhossék et nous, sommes d'accord sur les points fondamentaux : arborisations libres interépithéliales et rapports de contact entre les fibres nerveuses et les cellules ciliées.

VIII. — GANGLIONS NERVEUX

Les ganglions doivent être classés en trois espèces, eu égard à leur structure et à leur physiologie : *ganglions cérébro-rachidiens*, *ganglions centraux sympathiques et ganglions viscéraux.*

GANGLIONS CÉRÉBRO-RACHIDIENS

Un ganglion rachidien (fig. 31 et 34, *D*, *j*) est formé, comme l'ont démontré, il y a quelque temps, les recherches de Ranvier, de Lenhossék et de Retzius, etc., de cellules piriformes dont l'unique expansion se divise à une distance variable en deux fibres nerveuses : l'une déliée, qui se continue avec une fibre de la racine postérieure ou sensitive de la moelle ; l'autre, plus grosse, qui va vers la périphérie, pénétrant dans la paire rachidienne correspondante, où elle se mêle aux tubes moteurs émanés de la corne antérieure de la moelle. Si on pouvait suivre cette dernière fibre sur un trajet suffisant, on la verrait se terminer ou dans un corpuscule de Pacini ou de Meissner, ou sur une surface épithéliale, mais toujours par des extrémités renflées et libres.

Chaque cellule ganglionnaire est enveloppée d'une capsule endothéliale bien connue depuis les recherches de Lenhossék. En dedans de cette capsule, c'est à dire entre la capsule et le protoplasma cellulaire, se trouve une arborisation péricellulaire très fine, continuée par une fibre nerveuse d'origine encore inconnue. Ces arborisations ont été décrites d'abord par Ehrlich chez la grenouille et par nous chez les mammifères. Elles prouvent que la cellule ganglionnaire peut recevoir, en outre du courant venant de la périphérie qu'elle transmet à la moelle, l'impulsion d'autres corpuscules cellulaires, peut-être des cellules du grand sympathique, comme cela paraît se dégager de quelques-unes de nos recherches.

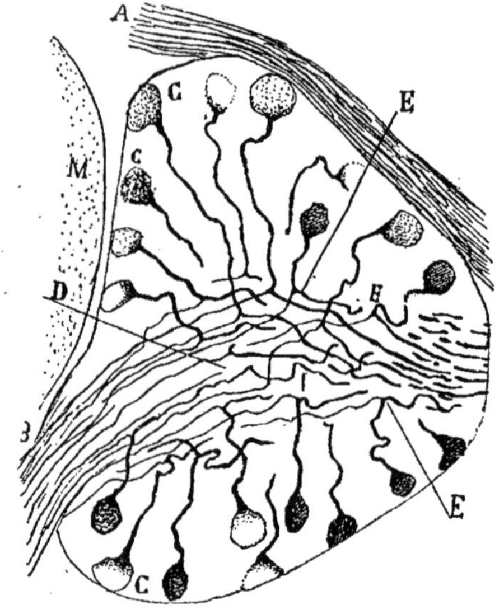

Fig. 31.

Coupe de ganglion spinal d'un rat de huit jours.

A racine antérieure ; *B* racine postérieure ; *C* corps des cellules ganglionnaires ; *D* branches internes ou centrales de la division dichotomique *E* du filament nerveux unique des cellules ganglionnaires ; *M* moelle épinière.

En effet, dans les ganglions rachidiens des vertébrés, on voit pénétrer des fibres nerveuses que l'on peut suivre le long des *rami communicantes* jusqu'au ganglion sympathique immédiatement voisin. Ces fibres sont épaisses, et lorsqu'elles ont pénétré dans le ganglion rachidien, fournissent trois ou plusieurs branches. Certaines d'entre elles semblent se perdre dans l'épaisseur du ganglion et peut-être se continuent-elles avec les arborisations péricellulaires ; mais les autres ramifications sympathiques s'incorporent dans la racine antérieure et paraissent gagner par cet intermédiaire la moelle épinière où, peut-être, elles se termineraient librement. N'ayant pas réussi à suivre ces derniers ramuscules jusqu'à la moelle, nous ne donnons cette dernière opinion que comme vraisemblable, non comme un fait démontré.

Tous les ganglions qui sont interposés sur le parcours des nerfs crâniens, pneumogastrique, glosso-pharyngien, facial, trijumeau, etc., possèdent la même structure.

GANGLIONS SYMPATHIQUES CENTRAUX

On croyait, il y a quelques années, que les corpuscules sympathiques se caractérisaient, en dehors de leur multipolarité, par ce fait que toutes leurs expansions ont le caractère de fibres fonctionnelles, cylindraxiles, et se continuent avec des fibres de Remak.

Mais la méthode de la dissociation, appliquée par Ranvier et d'autres à la résolution du problème de la morphologie de ces éléments, a le grave inconvénient de nous montrer, rompus et déformés, les prolongements cellulaires, rendant ainsi impossible la poursuite de ces éléments jusque dans leurs dernières ramifications.

Afin de résoudre définitivement ce point intéressant, Kœlliker a utilisé, il y a environ quatre ans (nov. 1889), la méthode rapide de Golgi, qu'il a appliquée particulièrement aux ganglions cervicaux du sympathique du bœuf. Ce savant a confirmé aussitôt l'opinion classique de la multipolarité des cellules sympathiques, dont il suivit les expansions sur un espace considérable, et a observé qu'elles se ramifiaient plusieurs fois de suite et se terminaient par des extrémités rompues. Quelques-uns de ces prolongements cellulaires lui parurent se continuer avec des fibres de Remak ; les autres, c'est à dire ceux qui se montraient très ramifiés, il les considéra, sans doute, comme une catégorie distincte d'expansions,

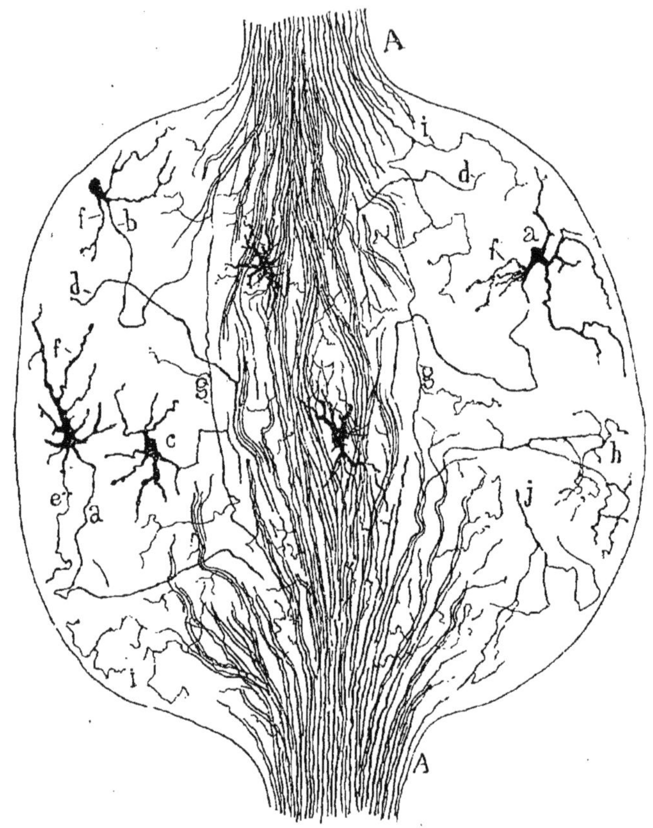

FIG. 32.

Ganglion sympathique thoracique de l'embryon de poulet au 15e jour d'incubation coupe longitudinale.

A cordon longitudinal du grand sympathique, comprenant sur son trajet le ganglion sympathique ; *a* cellule sympathique dont le cylindre axe pénètre dans le faisceau longitudinal ; *b* autre cellule de la même espèce, plus réduite ; *c*, *f*, expansions protoplasmiques des cellules sympathiques ; *g* collatérales des fibres du cordon longitudinal ; *h*, *i*, *j*, fibres nerveuses à terminaisons libres dans le ganglion.

mais au lieu d'affirmer catégoriquement leur terminaison libre, il inclina à supposer qu'elles étaient anastomosées avec les paquets de fibres de Remak, nées de certains corpuscules sympathiques.

Le vague des affirmations de Kœlliker et l'importance notoire du problème nous conduisirent à faire pour notre compte quelques recherches dans les ganglions sympathiques de l'embryon du poulet (fig. 32 et 34). Ces recherches nous ont permis d'établir différents faits anatomiques de quelque importance, à savoir :

1. Les cellules sympathiques sont multipolaires ; elles offrent, en outre des prolongements nerveux, un nombre considérable d'expansions courtes, terminées librement dans l'épaisseur même de chaque ganglion ;

2. La commissure longitudinale, formée par le grand sympathique, est composée d'expansions nerveuses nées des cellules de chaque ganglion, et dont la terminaison a lieu par des arborisations libres, variqueuses, entourant les corps et les expansions courtes des cellules. Elle contient aussi, comme l'ont fait observer un grand nombre d'auteurs, des fibres à myéline qui proviennent, principalement du moins, de la racine antérieure des paires rachidiennes ;

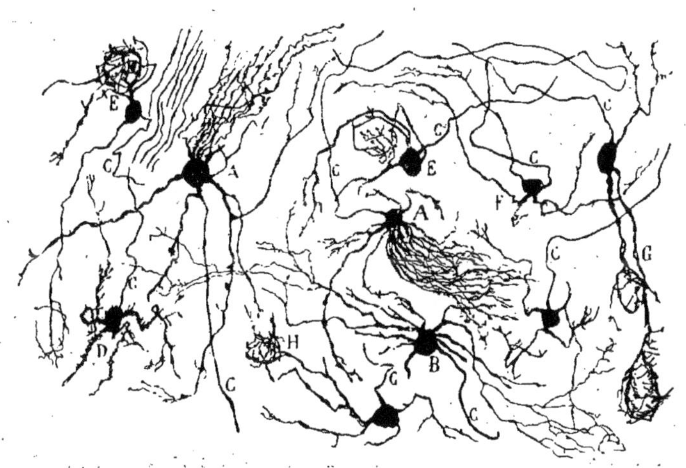

Fig. 33.

Divers types de cellules sympathiques pris dans les ganglions cervicaux supérieur et inférieur du chien adulte.

A cellule avec un panache touffu d'expansions courtes ; *B* autre cellule munie d'expansions courtes, fines et abondamment ramifiées ; *D* cellule munie d'expansions courtes, villeuses et peu nombreuses ; *F* cellule munie d'expansions courtes, fines et peu nombreuses ; *G* cellule dont deux expansions se ramifient autour de deux éléments voisins. — *C* indique les cylindres axes des cellules ganglionnaires.

3. Il vient de la moelle, par le canal des racines antérieures, des fibres nerveuses centrifuges qui se terminent aussi, au moyen de ramifications libres, dans l'épaisseur de chaque ganglion ;

4. Les fibres commissurales, longitudinales ou interganglionnaires, présentent, quoique avec une certaine rareté, des fibrilles collatérales par l'intermédiaire desquelles une cellule sympathique peut entretenir des relations avec un grand nombre de cellules des ganglions voisins, etc., etc. Ces collatérales sont peu nombreuses ou peut-être incolorables chez les mammifères. Ceci explique pourquoi Fusari ne les a pas vues dans les ganglions du chien et du chat. Dans les embryons du poulet elles existent d'une façon constante.

Nos préparations ne s'étaient pas montrées concluantes quant au nombre des expansions nerveuses procédant de chaque cellule. Aussi inclinions-nous à en admettre une ou plusieurs suivant le volume des éléments cellulaires.

Mais plus tard des préparations tout à fait démonstratives, obtenues sur les ganglions mammifères adultes, nous ont persuadé que les cellules sympathiques, comme les cellules des ganglions cérébro-rachidiens, possèdent un seul prolongement nerveux (fig. 33, *C*), se continuant par une fibre de Remak, fibre qui pénètre dans les petits faisceaux longitudinaux que rencontre chaque ganglion, ou émerge par une des branches viscérales pour se distribuer aux organes de la vie végétative. Cette opinion, dans laquelle les cellules des ganglions sympathiques centraux sont identifiées à celles du système nerveux central, a été pleinement confirmée par les derniers travaux de Retzius, Van Gehuchten et L. Sala.

De récentes recherches encore inédites sur le grand sympathique des embryons de poulet du 14e au 18e jour et sur celui du rat et de la souris nouveau-nés, nous permettent d'ajouter les faits suivants :

a. Les *rami communicantes* sont formés aussi bien chez les oiseaux que chez les mammifères par deux ordres de fibres :

1. Des fibres sympathiques, qui sont le prolongement des cylindres axes des cellules sympathiques du ganglion correspon-

dant. Chacun des *rami communicantes* envoie un faisceau de fibres de Remak au tronc de la branche antérieure et un autre à celui de la branche postérieure de la paire rachidienne. Parvenues dans ces branches, ces fibres de Remak se portent vers la pé-

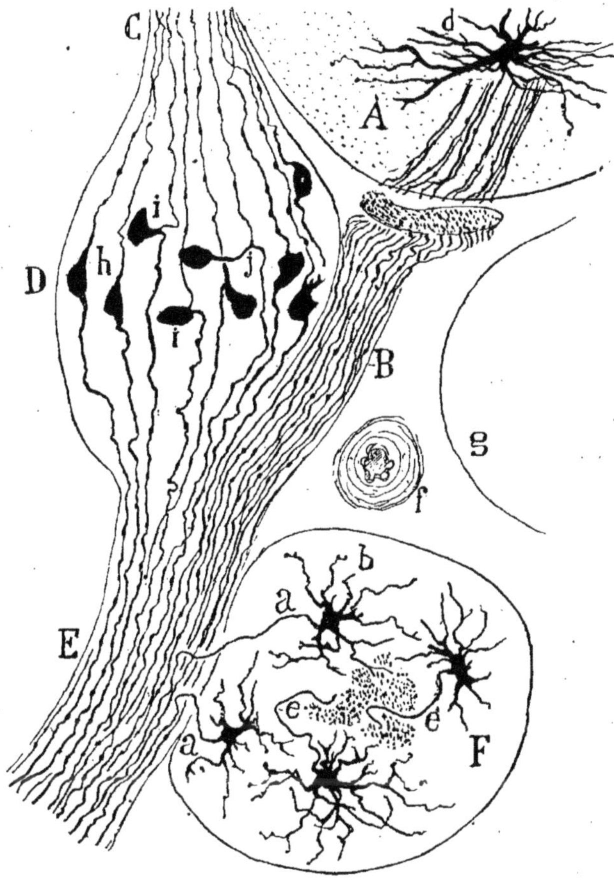

FIG. 34.

Ganglions rachidien et sympathique de la région cervicale d'un embryon de poulet au 17e jour de l'incubation.

A moelle épinière où l'on voit une cellule radiculaire *d*; *B* racine antérieure ou motrice; *C* racine postérieure ou sensitive; *D* ganglion rachidien; *E* nerf rachidien cervical; *F* ganglion sympathique; — *a* cylindres axes sympathiques formant les *rami communicantes* et se dirigeant vers la paire rachidienne correspondante; *b* expansion protoplasmique des cellules sympathiques; *e* cylindres axes sympathiques devenant verticaux pour constituer la commissure longitudinale du ganglion; *h* cellule fusiforme du ganglion rachidien; *i* transition de la cellule bipolaire à la cellule unipolaire du ganglion rachidien; *j* cellule franchement unipolaire; *f* artère coupée en travers; *g* corps d'une vertèbre cervicale.

riphérie avec les tubes nerveux moteurs et sensitifs. Ce fait a été déjà soupçonné par plusieurs auteurs, mais personne n'avait réussi à le démontrer d'une manière absolue. Nous l'avons fait grâce à de nombreuses préparations parfaitement imprégnées dans lesquelles nous avons pu voir la cellule sympathique d'origine, son cylindre axe et le prolongement de celui-ci que nous avons suivi non seulement dans les *rami communicantes* eux-mêmes, mais aussi sur un trajet assez considérable des branches antérieures et postérieures de chaque paire rachidienne.

2. Des fibres à myéline, celles-ci en nombre moindre, continuées avec celles des racines antérieure et postérieure. Une grande quantité de ces fibres, en arrivant au ganglion sympathique, font un coude pour pénétrer dans la commissure longitudinale. Nous n'avons pu déterminer exactement les rapports de ces fibres, leur parcours extraordinaire empêchant de les observer en entier sur une seule et même coupe. Cependant nous sommes arrivés à voir que quelques fibres provenant de la racine antérieure, mais dont le trajet est plus court, se terminent entre les cellules du ganglion sympathique par des arborisations libres.

b. Chez les mammifères, en outre des fibres sympathiques d'épaisseur moyenne destinées aux branches antérieure et postérieure des paires rachidiennes, chacun des *rami communicantes* contient d'autres fibres sympathiques plus volumineuses qui se comportent d'une façon quelque peu différente. Dès leur pénétration dans la paire rachidienne elles se bifurquent, fournissant alors un rameau pour la branche antérieure ou postérieure de la paire rachidienne et un autre, parfois double, qui s'insinue dans la racine antérieure en ayant l'air de se porter vers la moelle épinière. Nous avons pu voir dans un cas la fibre sympathique très épaisse se diviser en 7 branches dès son arrivée à la paire rachidienne ; deux de ces ramilles allaient à la branche antérieure de ce dernier, une à la branche postérieure, une à l'intérieur du ganglion rachidien et semblant se continuer avec la racine postérieure, et trois à la racine antérieure, avec laquelle elles se portaient vers la moelle épinière.

Il nous paraît donc très vraisemblable que dans la moelle doivent pénétrer soit des branches de bifurcation, soit de grosses collatérales des cylindres axes fournies par les cellules sympathiques.

Nous ignorons si quelques-uns de ces ramuscules vont se continuer avec les fibres nerveuses qui constituent des arborisations péricellulaires dans les éléments unipolaires des ganglions rachidiens.

GANGLIONS VISCÉRAUX

Les ganglions du plexus cœliaque (semilunaires et solaires), ceux du plexus hypogastrique, le ganglion ophthalmique, le sphéno-palatin et probablement aussi les ganglions du cœur, appartiennent à la catégorie des ganglions du grand sympathique vertébral. Les cellules de ceux-ci possèdent, comme on vient de l'exposer, deux ordres d'expansions : les *ramifications protoplasmiques*, se terminant dans l'épaisseur du ganglion lui-même, et le *prolongement nerveux cylindraxile* ou *fibre de Remak* qui sort du ganglion pour former en grande partie la commissure longitudinale sympathique et les *rami communicantes*.

Il existe cependant encore deux espèces de ganglions dont on ne connaît les cellules que d'une façon incomplète ; on en ignore la morphologie et on ne sait si elles sont bâties sur le type du sympathique vertébral ou si elles possèdent des caractères particuliers. A l'une de ces deux espèces de ganglions appartiennent ceux de l'intestin (plexus d'Auerbach et de Meissner), de la vessie et de l'œsophage ; à l'autre, les petits ganglions monocellulaires qui se trouvent dans les interstices du tissu glandulaire ou dans l'épaisseur des villosités : cellules interstitielles des glandes de Lieberkühn, du pancréas, des glandes salivaires, etc.

Pour éviter toute périphrase, nous appellerons ces derniers *ganglions interstitiels* et les premiers *ganglions viscéraux proprement dits*.

GANGLIONS VISCÉRAUX PROPREMENT DITS. — On peut considérer comme types de ce genre les ganglions des plexus d'Auerbach et de Meissner de l'intestin. Nous allons décrire, pour plus de clarté, les ganglions du plexus de Meissner seulement ; cela ne présente aucun inconvénient, la structure des ganglions de ces deux plexus étant tout à fait analogue.

Le *plexus de Meissner* (fig. 35, *C* et *c*), situé, comme chacun sait, au-dessous des glandes de Lieberkühn, dans le tissu con-

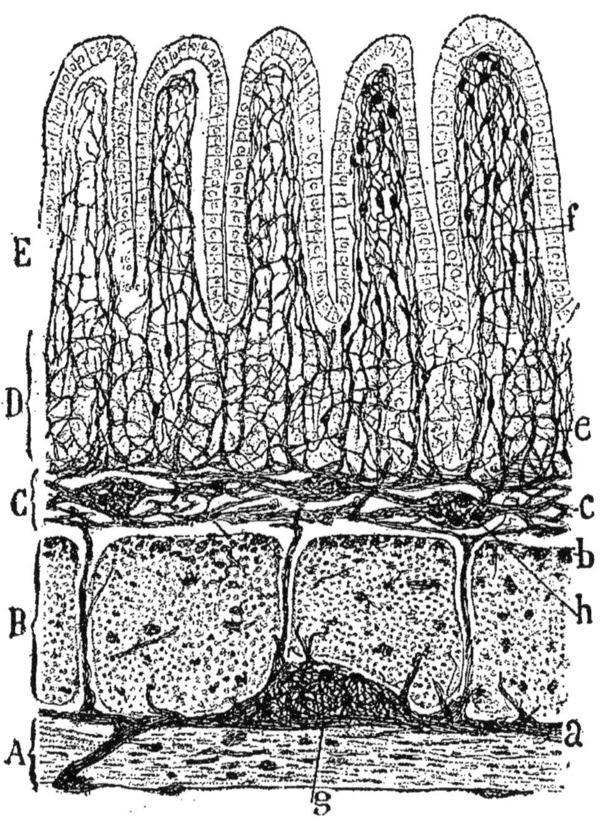

FIG. 35.

Coupe longitudinale de l'intestin grêle du cobaye. — Figure demi-schématique destinée à montrer la totalité des plexus et des ganglions de l'intestin.

A couche des fibres musculaires longitudinales ; *B* couche des fibres musculaires circulaires ; *C* tissu conjonctif sous-muqueux, avec le plexus et les ganglions de Meissner ; *D* couche des glandes de Lieberkühn ; *E* villosités ; — *a* plexus d'Auerbach ; *g* ganglion d'Auerbach ; *b* plexus musculaire profond coupé en travers ; *c* fascicules du plexus de Meissner ; *e* faisceaux du plexus périglandulaires ; *f* plexus intravilleux.

jonctif sous-muqueux, offre à l'étude deux éléments : les *fascicules de fibres nerveuses* et les *ganglions*.

Fascicules (fig. 36). — Les auteurs qui les ont étudiés spécialement avec la méthode des acides et du chlorure d'or, E. Müller et Berckley qui leur ont appliqué la méthode au chromate d'argent, en ont exposé la plupart des détails ; aussi y insisterons-nous peu pour n'avoir pas à répéter des faits par trop connus.

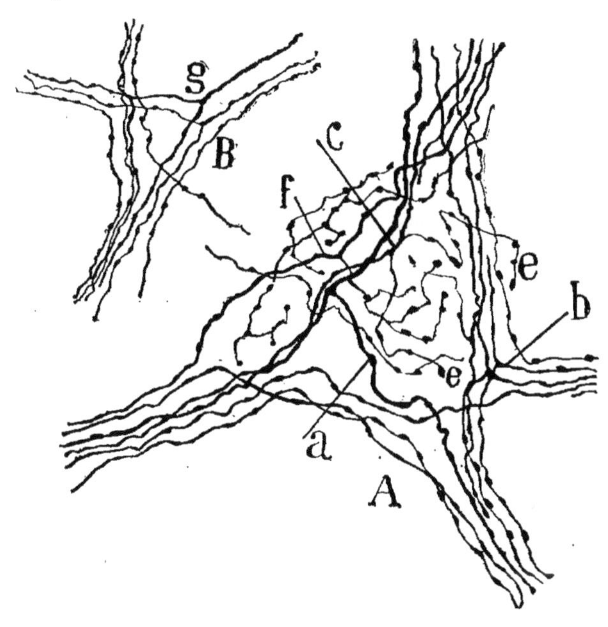

Fig. 36.

A ganglion de Meissner du cobaye (les cellules n'étaient pas imprégnées); *a* grosse fibre bifurquée; *b* fibre moins grosse, bifurquée; *c* fibre de passage émettant deux collatérales; *e* extrémité libre des collatérales; *f* autre fibre de passage donnant une collatérale.

B chiasma du plexus de Meissner; *g* bifurcation d'une fibre nerveuse.

Chaque petit faisceau est composé d'un nombre variable de fibres nerveuses, bien isolées, d'épaisseurs diverses, variqueuses, dépourvues de myéline et réunies dans le sens de leur longueur par un ciment, qui ne prend nullement l'imprégnation au chromate d'argent dans les préparations bien réussies. Il se forme au point de rencontre de plusieurs faisceaux des *chiasmas*, entrecroisements au niveau desquels, comme l'a fait remarquer E. Müller, chaque fibre nerveuse conserve son indépendance absolue, tout en passant d'un fascicule à l'autre, situé du même côté ou du côté opposé du chiasma (fig. 36, *B*, *g*). Quelques-unes des fibres nerveuses, épaisses, se bifurquent en arrivant à un chiasma, fournissant des branches égales ou inégales qui pénètrent dans deux fascicules distincts.

Ganglions (fig. 36, *A*, 37 et 39). — Ils sont formés, chez le cobaye qui a été principalement notre matériel d'étude, par

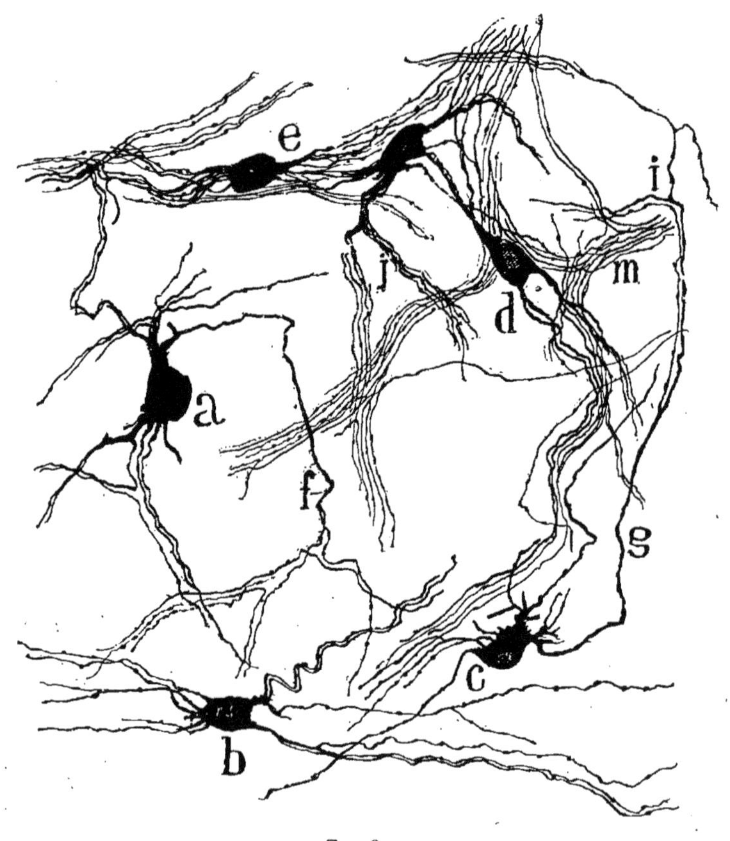

Fig. 37.

Cellules des ganglions de Meissner du cobaye. (On n'a pas représenté les ganglions eux-mêmes.)

a, *b*, *c* cellules multipolaires imprégnées isolément ; on peut suivre à grande distance quelques-unes de leurs expansions ; *d*, *e* cellules imprégnées en même temps que quelques fascicules du plexus de Meissner ; *f* et *g* fibres ramifiées ; *j* expansion cellulaire donnant naissance à un fascicule de fibres.

trois éléments : des cellules nerveuses au nombre de 2 à 8, des fibres de passage et des collatérales.

a. Cellules (fig. 37). — Leur volume variable est d'ordinaire assez considérable; leur forme est franchement étoilée, c'est dire qu'elles sont multipolaires, comme l'avaient déjà signalé plusieurs auteurs (Schwalbe, Ranvier, Toldt, etc.) ; les expansions auxquelles elles donnent ainsi naissance varient entre trois et huit. On peut cependant voir des cellules bipolaires, mais c'est l'exception.

Quel que soit le nombre des expansions, celles-ci se comportent toujours de la même façon. Si l'imprégnation est complète, on peut suivre chaque expansion à une grande distance (fig. 37, *a*, *b*, *c*) et on observe alors que soit près, soit loin du corps cellulaire, elle se ramifie pour donner lieu à deux, trois ou plusieurs fibres variqueuses (fig. 37, *d*, *e*). Ces dernières conservent indéfiniment leur même diamètre, même après avoir pénétré dans les fascicules du plexus. D'ordinaire les plus grosses expansions se résolvent à peu de distance de leur origine en un petit faisceau de fibres qu'il n'est pas possible de distinguer de celles des fascicules du plexus de Meissner dans lesquels elles s'incorporent (fig. 37, *f*). Les expansions plus grêles se ramifient peu au contraire; néanmoins en suivant quelques-unes d'entre elles à travers le plexus nous avons été à même d'apercevoir deux ou trois dichotomies qu'elles formaient au niveau des chiasmas.

Quant à la nature des expansions des cellules de ces ganglions, nous dirons seulement que, malgré toute notre attention, nous n'avons rien pu trouver qui les différenciât en expansions courtes ou protoplasmiques et longues ou fibres de Remak.

b. Fibres de passage (fig. 36, *A*, *c*, *e*, *f*). — En outre des expansions produites par les cellules, tout ganglion possède une infinité de fibres fines et grosses, simples continuations des fibres amenées au ganglion par les fascicules.

Ces fibres traversent parfois le ganglion pour faire partie des faisceaux qui sortent du côté opposé ; d'autres passent d'un fascicule à l'autre sans s'insinuer entre les cellules. Il n'est pas rare, non plus, de voir quelques-unes de ces fibres se bifurquer en arrivant au ganglion, et fournir ainsi une branche à deux ganglions différents.

Nous devons faire observer que ni les cellules, ni leurs expansions ne prennent le précipité de chromate d'argent, lorsque ces fibres de passage se trouvent bien coloriées dans

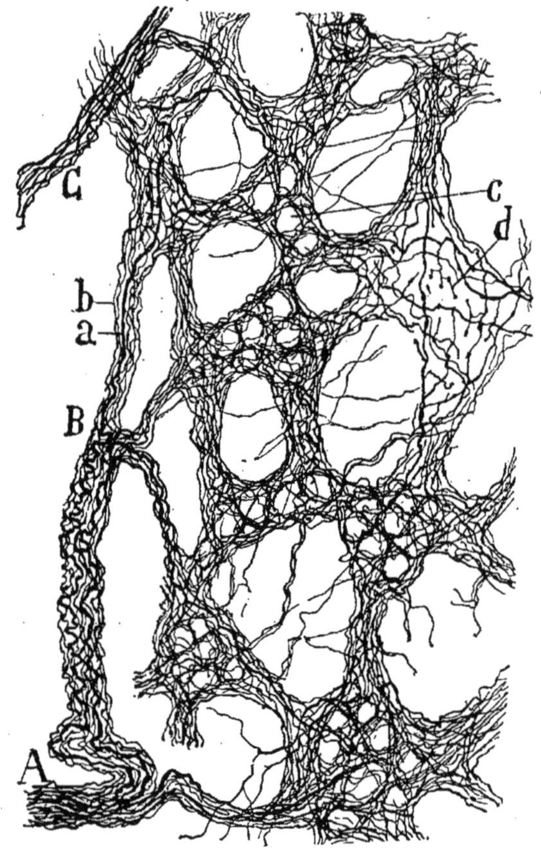

FIG. 38.

Coupe parallèle aux tuniques musculaires de l'intestin de la souris âgée de quelques jours. — Plexus d'Auerbach, vu de face, avec les épaississements ganglionnaires dont les cellules ne se sont pas imprégnées.

A nerf sympathique venu avec une artère du mésentère; *B* bifurcation du nerf sympathique; *C* autre nerf sympathique afférent; *a* grosses fibres sympathiques; *b* fibres fines; *c* cavité destinée aux cellules nerveuses du ganglion; *d* collatérales terminées à l'intérieur des ganglions.

une préparation, ce qui a lieu très souvent. Cela semblerait indiquer une différence de nature entre ces fibres et celles qui naissent des cellules.

c. Collatérales (fig. 36, *c*, *e*, *f*). — On parvient à distinguer, à l'aide d'objectifs apochromatiques, dans l'intérieur des ganglions, des fibres extrêmement fines, à varicosités très abondantes. Au lieu de traverser de part en part le ganglion comme les fibres de passage, ces fibres ont un trajet flexueux entre les cellules autour desquelles elles produisent un riche plexus de grande complication. Beaucoup de ces fibres se ramifient sur leur parcours et se terminent par des extrémités libres renflées, situées sur le corps des cellules.

D'où proviennent ces fibres singulières, éléments importants de la structure des ganglions ? Pour quelques-unes, nous ne pouvons en indiquer l'origine d'une façon décisive, tant leur trajet est compliqué ; pour d'autres, nous affirmons résolument que ce sont des collatérales des fibres de passage, collatérales nées à angle droit ou aigu, au nombre de deux et même de trois. Faisons remarquer cependant que la plupart des fibres de passage sont dépourvues de collatérales.

On retrouve dans le plexus d'Auerbach (fig. 35, *a*, *g*, 37 et 39), avec de légères variantes, la structure que nous venons de décrire dans le plexus de Meissner, c'est à dire des cellules multipolaires, des fibres de passage et des collatérales. Nous ne ferons qu'ajouter une donnée qui a peut-être une certaine importance : c'est que, dans à peu près toutes les préparations du plexus d'Auerbach, les fibres qui sont les seules, exclusivement, à s'imprégner sont les fibres procédant du grand sympathique général, et amenées par les nerfs mésentériques dans les ganglions et les fascicules interganglionnaires du plexus (fig. 38, *B*, *A*, *C*). Dans certains cas, il est possible de poursuivre une fibre sympathique générale à travers deux ou trois ganglions du plexus, et d'assurer alors qu'une bonne partie, sinon la totalité, des fibres de passage des ganglions sont simplement des fibres de Remak venues du dehors pour se mettre en rapport avec les cellules du ganglion au moyen de collatérales et peut-être aussi d'arborisations terminales. Ces fibres viendraient peut-être du plexus solaire ou des ganglions du sympathique abdominal.

Toutes les fibres de passage appartiennent-elles au grand sympathique général ? Cela nous paraît vraisemblable, mais nous ne saurions l'affirmer sans crainte, car nous manquons encore de preuves plus convaincantes.

De toutes nos observations il semble donc résulter qu'il existe très probablement dans la charpente des ganglions intestinaux deux facteurs : des cellules nerveuses dont les expansions se distribueraient aux fibres musculaires lisses ou

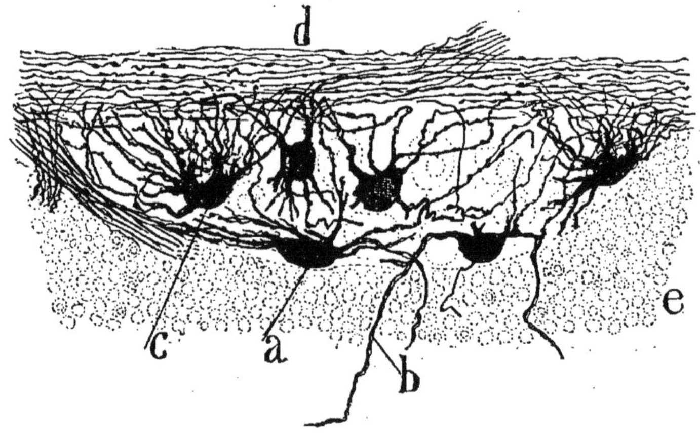

Fig. 39.

Coupe longitudinale d'un ganglion d'Auerbach du cobaye âgé de 4 jours.

a cellule inférieure munie d'un petit nombre d'expansions ; *c* cellule pourvue d'une infinité d'expansions ; *b* expansion extraganglionnaire d'une cellule ; *d* fibres de passage ; *e* coupe transversale de la couche des fibres musculaires circulaires.

aux cellules glandulaires ; et des fibres du sympathique général, répandues dans tous les ganglions intestinaux qu'elles mettent en rapport avec la chaîne ganglionnaire du sympathique vertébral ou avec d'autres centres nerveux.

Ganglions interstitiels (fig. 40 et 41). — Ils sont représentés par des cellules nerveuses, isolées, abondamment disséminées entre les acini des glandes salivaires (Fusari et Panarci), dans le tissu conjonctif interstitiel du pancréas (Cajal, Cl. Sala, E. Müller), et enfin entre les glandes de Lieberkühn et dans l'épaisseur des villosités intestinales (Drasch, Cajal, Müller). Nous les avons retrouvées aussi, en grand nombre, sur la face interne de la couche musculaire des fibres circulaires, où elles forment, en s'unissant à de nombreux fascicules parallèles aux fibres contractiles, un plexus extrêmement riche (plexus musculaire profond, fig. 35, *b*).

Toutes ces cellules sont tantôt fusiformes, tantôt triangulaires, tantôt étoilées. Leurs expansions, épaisses à l'origine, ne tardent pas à se diviser et à se subdiviser, formant ainsi un

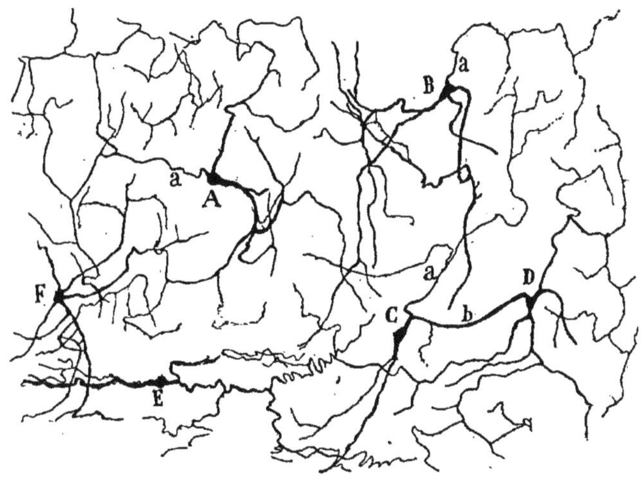

Fig. 40.

Cellules nerveuses interstitielles du pancréas du lapin.

A cellule triangulaire munie d'un fin prolongement *a* très ramifié ; *B* autre cellule semblable ; *C* et *D* cellules paraissant s'anastomoser à l'aide de *b* ; *E* cellule fusiforme située dans la paroi d'une artère ; *F* cellule étoilée.

plexus enchevêtré qui s'ajoute à celui des ganglions viscéraux voisins.

Ces expansions semblent s'anastomoser entre elles pour constituer des réseaux très serrés. C'est donc dans l'intestin que nous verrions se produire pour la première fois de véritables réseaux anastomotiques. Mais n'oublions pas qu'il se pourrait très bien que les anastomoses ne soient qu'apparentes et qu'elles ne représentent en réalité que de simples chiasmas ou entrecroisements de fibres fines émanées des fascicules voisins.

Les fibres les plus ténues semblent se terminer, soit dans les fibres lisses, les cellules musculaires de la villosité, la couche musculaire de la muqueuse, la couche des fibres contractiles circulaires, etc., soit dans les cellules glandulaires, les glandes de Brunner et de Lieberkühn, au moyen d'extrémités libres garnies d'une varicosité. Celles-ci s'appliquent sur le protoplasma des éléments auxquels les fibres sont destinées. Disons en passant que les auteurs qui ont opéré avec le bleu de méthy-

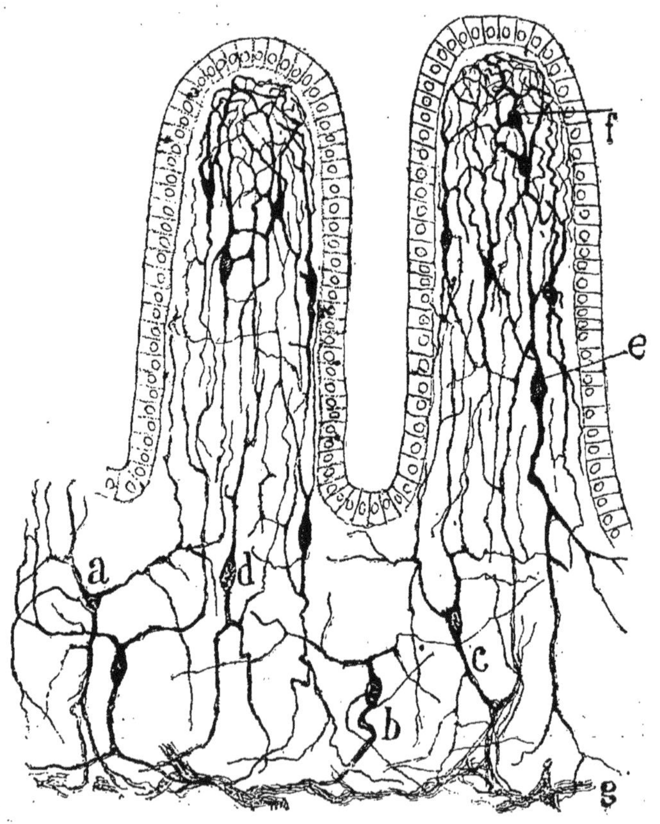

Fig. 41.

Cellules nerveuses du plexus périglandulaire et des villosités de l'intestin du cobaye.

a, b, c cellules triangulaires ou étoilées des interstices glandulaires ; leurs prolongements presque lisses se décomposent au bout d'un certain trajet en véritables fascicules; *d* cellule fusiforme interglandulaire avec ses expansions ascendantes et descendantes; *e* cellule fusiforme de la partie inférieure et moyenne de la villosité; *f* cellule triangulaire, étoilée ou parfois sphérique, de la partie supérieure de la villosité; *g* plexus de Meissner.

lène (Arnstein, Cajal et Retzius), ou avec la méthode au chromate d'argent (Müller, Berckley et Cajal), sont unanimes à admettre que les fibres nerveuses sympathiques se terminent librement, aussi bien sur les cellules musculaires que sur les cellules glandulaires.

Du reste, il est très difficile de déterminer, même dans les préparations les meilleures des fibres nerveuses du plexus des villosités et du plexus périglandulaire si ces fibres proviennent exclusivement de cellules interstitielles ou de fibres venues du plexus de Meissner.

En résumé, quoique nos recherches sur les ganglions viscéraux et interstitiels soient bien loin d'être terminées, nous pouvons donner comme probables les propositions suivantes :

1. Les ganglions viscéraux sont constitués par des cellules multipolaires dont les expansions, après s'être ramifiées plusieurs fois, passent dans les plexus qui se terminent dans les fibres musculaires lisses ou dans les cellules glandulaires.

2. Tout ganglion possède aussi des fibres de passage (qui se continuent peut-être avec les fibres du grand sympathique vertébral) et des collatérales se terminant entre les cellules nerveuses.

3. Toute glande, et peut-être tout groupe, si petit soit-il, de fibres lisses contient des cellules nerveuses interstitielles dont les expansions renforcent le plexus formé par les ganglions viscéraux et les fibres du grand sympathique vertébral.

4. Tout chiasma représente non seulement un point d'entrecroisement, mais encore un point de bifurcation pour quelques fibres nerveuses de passage et pour des expansions des cellules ganglionnaires viscérales.

5. Il n'existe d'anastomoses ni entre les cellules des ganglions viscéraux, ni entre les fibres de passage, ni entre les collatérales. Il en est probablement de même pour les cellules interstitielles.

IX. — NÉVROGLIE

Les centres nerveux contiennent deux sortes de corpuscules de soutien : les *cellules épithéliales* et les *cellules de la névroglie ou en araignée.*

Les *cellules épithéliales* constituent un revêtement continu dans les cavités des centres nerveux. Ce sont des corpuscules allongés, munis d'un corps nucléé qui borde la surface libre intérieure des cavités et d'une ou plusieurs expansions externes ramifiées et divergentes qui se perdent dans la substance grise ou blanche voisine.

Pendant la période embryonnaire, les cellules épithéliales de tout l'axe cérébro-rachidien sont très longues ; elles se prolongent depuis la cavité centrale jusqu'à la surface extérieure elle-même sous la pie-mère où elles s'étalent en un cône à base périphérique, formant par l'ensemble de tous les cônes, une sorte de membrane limitante analogue à celle des corpuscules épithéliaux de la rétine (Golgi). Dans l'encéphale de quelques vertébrés (poissons, reptiles et batraciens) cette disposition se maintient toute la vie, et il n'existe pas chez eux d'autre névroglie que celle constituée par les expansions périphériques de l'épithélium. Mais dans la moelle et l'encéphale des oiseaux et des mammifères, ce revêtement épithélial s'atrophie, car ses expansions divergentes, au lieu d'atteindre la surface des organes nerveux, se terminent en pleine substance grise ou blanche. La névroglie épithéliale ne se conserve avec son aspect embryonnaire que dans deux organes : la muqueuse olfactive et la rétine.

Les *cellules en araignée* (névrogliques proprement dites ou cellules de Deiters) se rencontrent en très grande abondance dans la substance blanche des centres nerveux, dans la trame des nerfs (optique, olfactif, couche fibreuse de la rétine, etc.), dans les ganglions du grand sympathique et, en quantité beaucoup moindre, au niveau de la substance grise encéphalo-rachidienne.

Les corpuscules névrogliques sont, comme l'a fait connaître Golgi, de petites cellules dotées d'expansions très fines, flexueuses et peu ramifiées, qui, après un parcours variable, se terminent librement, en se fixant souvent sur la surface des capillaires. La trame conjonctive des centres résulte non de l'anastomose, mais de l'entrecroisement plexiforme des expansions des cellules névrogliques, et la fonction de ces expansions paraît être de soutenir et d'isoler, non les cellules nerveuses, au niveau desquelles elles manquent fréquemment, mais les fibres à myéline dont elles paraissent être une annexe indispensable.

D'où proviennent les cellules de la névroglie ? C'est là une question pour laquelle on a émis des opinions nombreuses et contradictoires. En nous en tenant à ce que nous croyons démontré et à ce qui résulte de nos recherches, nous dirons que les cellules de la névroglie ne sont pas autre chose que des corpuscules épithéliaux, émigrés de leur gîte ordinaire (surfaces intérieures des centres nerveux), et transformés en cellules en araignée ou astériformes, par atrophie de leurs prolongements central et périphérique, et par la production d'appendices secondaires. Durant ce processus, les cellules épithéliales pourraient aussi se multiplier, comme le soutient Lenhossék dans un récent travail.

La figure 42, tirée de notre mémoire sur la moelle, montre les diverses phases d'émigration et de transformation des cellules épithéliales de la moelle chez l'embryon de poulet. Pendant un certain temps, les éléments déplacés conservent encore leur expansion périphérique radiée, qui s'arrête sous la pie-mère; mais à mesure du temps, cette expansion s'atrophie; il en est de même de l'expansion centrale; la cellule épithéliale s'est alors transformée en un corpuscule névroglique. Il n'y a que les cellules épithéliales des sillons médians antérieur et postérieur qui conservent leur forme et leur longueur primitives.

Les phases complètes de la transformation des éléments épithéliaux en éléments de la névroglie n'ont lieu que chez les oiseaux et les mammifères. Chez les batraciens (Lawdowski,

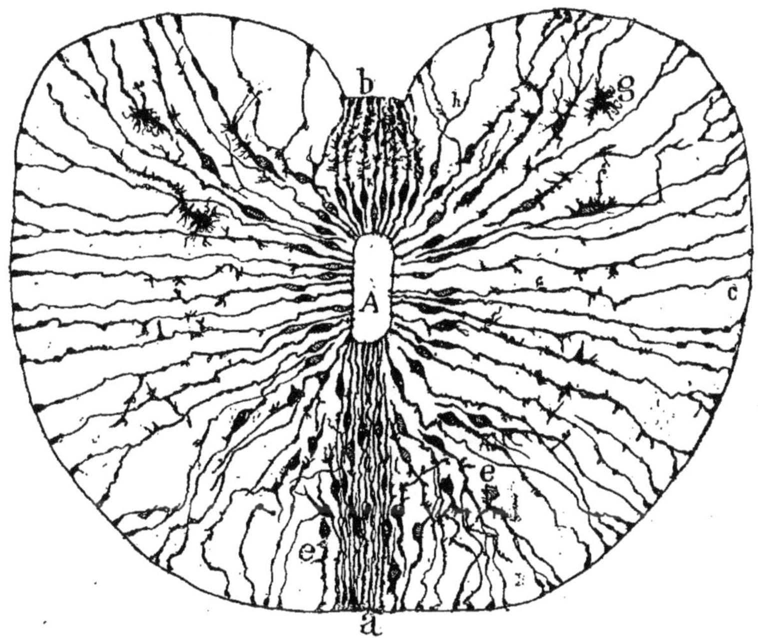

Fig. 42.

Cellules épithéliales et origine des cellules de la névroglie dans la moelle de l'embryon de poulet de 9 jours.

A canal épendymaire; *a* cellules épithéliales du sillon médian postérieur; *b* cellules épithéliales du sillon médian antérieur; ces deux ordres de cellules conservent leurs extrémités périphérique et centrale; *e* cellule épithéliale déplacée, émigrée, dans la corne postérieure; *f* cellule épithéliale déplacée, émigrée, dans la corne antérieure; ces deux ordres de cellules ont perdu entièrement leur extrémité centrale et conservent leur extrémité périphérique terminée par des boutons coniques sous la pie-mère; *g* cellule épithéliale devenue presque un corpuscule névroglique; il ne lui reste plus qu'une ramification allant à la pie-mère.

Cl. Sala), chez les poissons (Retzius, Lenhossék, etc.) et chez les reptiles (Cajal), c'est une transition entre la moelle adulte et la moelle embryonnaire des mammifères et des oiseaux qui se montre comme une disposition définitive; car on voit chez eux des cellules épithéliales en cours d'émigration (fig. 43), qui conservent encore la morphologie primitive et se terminent cependant au moyen d'appendices périphériques et radiés sous la pie-mère. Les cellules dont le corps et le noyau sont restés, limitant la cavité de l'épendyme, présentent une extrémité périphérique atrophiée dont les ramifications, d'ordinaire, ne sortent pas de la substance grise. Ainsi donc, chez ces

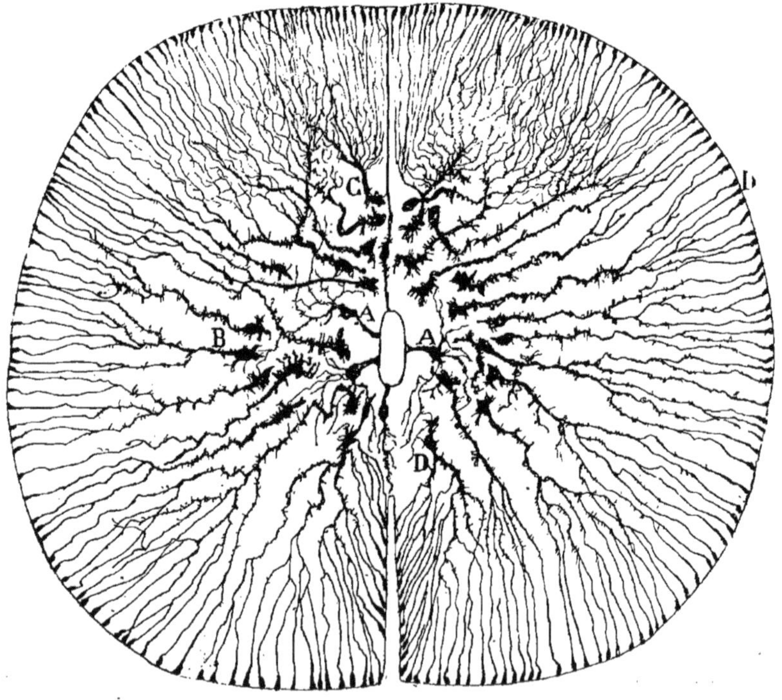

Fig. 43.

Les cellules de la névroglie dans la moelle de la grenouille adulte (d'après Cl. Sala). Tous les corps cellulaires sont encore dans le périmètre de la substance grise.

A cellules de l'épendyme avec leur extrémité périphérique atrophiée et ramifiée; *B*, *C*, *D* cellules de la névroglie à différents degrés d'émigration et d'éloignement du canal épendymaire; leur extrémité centrale est atrophiée et très contractée; leur extrémité périphérique, au contraire, est très étendue; les ramifications de celle-ci terminées par des boutons coniques *I* s'arrêtent sous la pie-mère.

animaux (reptiles et batraciens), tandis que c'est l'extrémité centrale qui s'atrophie et se contracte dans les corpuscules névrogliques, c'est au contraire l'extrémité périphérique qui s'atrophie et se contracte dans les cellules qui ont gardé leur position première (cellules de l'épendyme).

La moelle adulte des batraciens (Lawdowski, C. Sala) et des reptiles (Cajal) révèle un état de transition entre la moelle embryonnaire et la moelle adulte des mammifères, car on y voit des cellules épithéliales en cours d'émigration, qui conservent la morphologie primitive et se terminent encore par des appendices périphériques et radiés sous la pie-mère. Lenhossék a étudié aussi ces états transitoires dans la moelle des fœtus humains.

Dans un de nos précédents travaux nous avons émis le soupçon que peut-être quelques cellules névrogliques unies intimement aux vaisseaux provenaient soit d'une prolifération endothéliale, soit de corpuscules conjonctifs immigrés dans les territoires nerveux. Mais depuis que nous avons rencontré dans d'autres tissus, comme la langue, le derme muqueux, le tissu musculaire, le même fait d'observation sur lequel se fondait cette conjecture (l'existence, dans l'endothélium des capillaires des centres nerveux de l'embryon, de fines expansions divergentes, nées parfois d'un épaississement vasculaire), nous nous sentons amenés à ne plus admettre qu'un seul mode histogénique de la névroglie : celui de la dislocation et de la différenciation de cellules originairement épithéliales. Quant à la signification des expansions périvasculaires susdites, confirmées aussi par Lachi dans la moelle embryonnaire du poulet, nous ne pouvons pas encore émettre d'opinion très ferme.

X. — ÉVOLUTION DES CELLULES NERVEUSES

Les travaux de His qui est parvenu à suivre chez les embryons de mammifères les phases parcourues par les éléments ectodermiques pour se transformer en corpuscules nerveux ont apporté à la question intéressante de l'évolution de ces derniers d'importants éclaircissements. Lachi, Cajal, Lenhossék et Retzius ont confirmé les résultats obtenus par His et ont continué ce genre de recherches.

Nous donnerons ici un résumé de ce sujet, en utilisant les données les plus récentes.

L'épithélium du sillon médullaire de l'ectoderme (*plaque médullaire*) renferme déjà deux sortes d'éléments : des *cellules épithéliales* allongées, s'étendant d'une surface à l'autre de la membrane, et des *cellules sphériques* situées près de la face externe, creusée en gouttière, de cette même membrane. Ces derniers corpuscules appelés *cellules germinales* donnent naissance par karyokynèse active aux éléments qui seront plus tard les neuroblastes ou cellules nerveuses rudimentaires. L'épithélium produira d'une façon exclusive les cellules de l'épendyme et celles de la névroglie.

Cellules germinales et neuroblastes, et développement du cylindre axe. — Il survient, lorsque le sillon médullaire s'est fermé pour se constituer en conduit, un épaississement des parois de la moelle embryonnaire et en même temps se produit dans celles-ci une importante différenciation.

Un grand nombre des cellules germinales émigrent vers la moitié périphérique de la paroi médullaire ; pendant leur trajet, elles se transforment en *neuroblastes*, c'est à dire en cellules piriformes présentant un corps ovoïde dirigé soit en arrière, soit en dedans, et une expansion unique relativement grosse, qui s'accroît d'une façon continue et traverse l'épaisseur de la substance grise rudimentaire. Ce prolongement primordial, c'est le *cylindre axe.*

Il n'est pas possible d'apercevoir dans les préparations au carmin ou à l'hématoxyline l'extrémité du cylindre axe en voie d'accroissement ; par suite His n'ayant pu la distinguer d'une

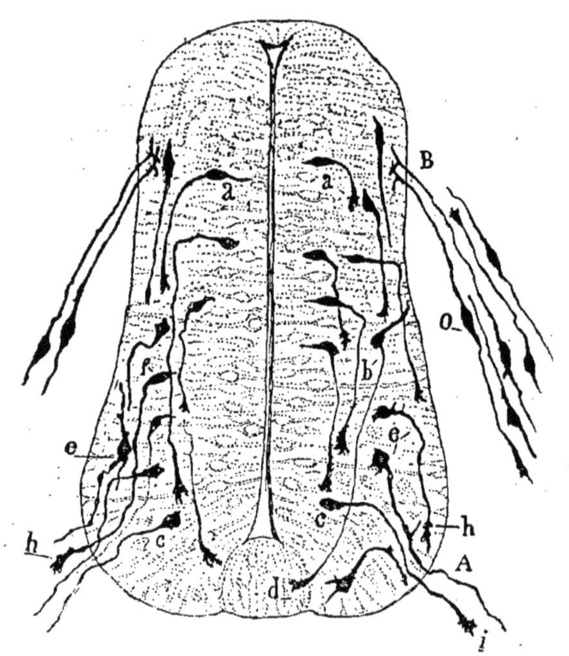

FIG. 44.

Coupe de la moelle d'embryon du poulet au 3e jour de l'incubation.

A racine antérieure ; *B* racine postérieure ; *a* neuroblastes très jeunes ; *b* autres neuroblastes plus développés et probablement commissuraux ; *c* neuroblastes des racines antérieures ; *d* cône d'accroissement d'un cylindre axe commissural ; *h*, *i* cônes d'accroissement des racines antérieures ; *e* cellules radiculaires qui présentent déjà des rudiments de branches protoplasmiques ; *o* cellules ganglionnaires.

manière très nette, ne fut pas à même de répondre victorieusement à Hensen qui niait l'accroissement des fibres nerveuses vers la périphérie ; car, disait-il, aucun auteur n'a vu encore la pointe d'un cylindre axe en train de s'accroître.

Nos observations faites sur la moelle du poulet au 3me jour d'incubation, nous ont permis de résoudre définitivement ce problème et de nous prononcer en faveur de His contre la théorie de Hensen. Nous avons démontré que tout cylindre axe primordial se termine, pendant qu'il s'allonge à travers la moelle, par un renflement conique spécial, *cône d'accroissement*, dont la base dirigée du côté de la périphérie est garnie de nombreuses aspérités et expansions lamellaires que l'on

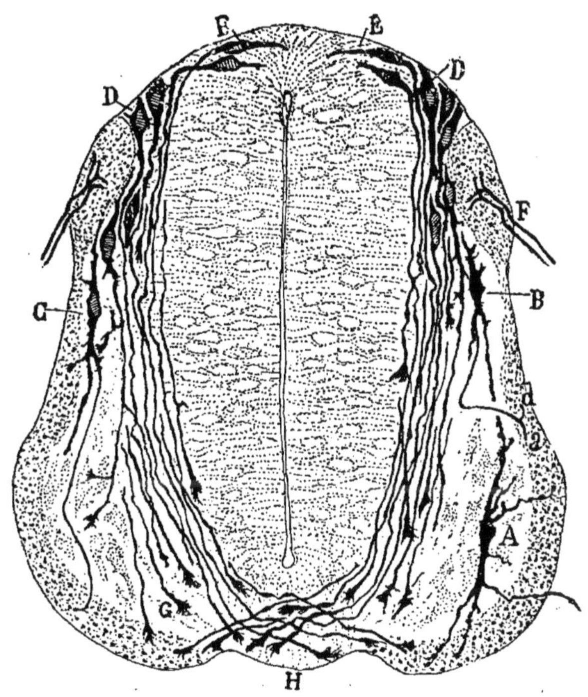

Fig. 45.

Coupe de la moelle dorsale d'un embryon du poulet au 4e jour de l'incubation.

A cellule de la racine antérieure ; *B* cellule du cordon antéro-latérale ; *C* cellule du cordon antérieur ; *D* neuroblastes piriformes dont le cylindre axe se termine au niveau de la commissure antérieure par un cône d'accroissement ; *E* cellules nerveuses primordiales qui conservent encore la forme des spongioblastes ; *F* racine postérieure ; *G* cônes de croissance ; *H* commissure antérieure embryonnaire.

peut considérer comme une arborisation terminale rudimentaire. Ce cône d'accroissement est comme une sorte de masse amiboïde qui, agissant à la façon d'un bélier, écarte les éléments qui se trouvent sur son passage, insinuant entre eux ses expansions lamellaires. On voit dans la fig. 45 les neuroblastes tels qu'ils se présentent dans la moelle du poulet du 3me au 4me jour d'incubation. On y voit aussi, siégeant dans la région antérieure de la moelle, un groupe de cellules qui envoient leurs cônes d'accroissement à la racine antérieure ; un autre groupe de neuroblastes disséminés dans presque toute la substance grise, mais accumulés plus particulièrement dans sa région la plus postérieure, adresse ses cônes d'accroissement à la commissure antérieure ; enfin, un petit nombre de neuroblastes insinue ses expansions nerveuses dans les régions périphériques de la moelle, territoires futurs des cordons blancs. Là ces expansions forment un coude ou se divisent en T, suivant les cas, pour prendre toujours une direction verticale.

Tandis que se produisent dans les cellules germinales de semblables métamorphoses, on voit l'épithélium ne pas rester, non plus, inactif.

Cellules épithéliales et formations connectives ou névrogliques. — On peut considérer, en effet, à chaque cellule épithéliale deux portions, une interne et une externe. La partie interne presque lisse et renfermant le noyau, est séparée des expansions des cellules épithéliales voisines par des espaces allongés où viennent se loger un grand nombre de neuroblastes (*couche des colonnes* de His) ; la partie externe est garnie d'expansions collatérales multiples, courtes, analogues à des épines. Celles-ci se mettent *en contact* avec celles qui proviennent des cellules épithéliales voisines et constituent de la sorte une trame d'aspect spongieux, dont les interstices serviront de lieu de passage aux fibres nerveuses de la substance blanche (*voile marginal* ou *Randschleier* de His). Suivant His, ces interstices seraient antérieurs à la formation des fibres nerveuses ; leur rôle serait donc très important, car ils représenteraient des sortes de canaux conducteurs préétablis par lesquels les extrémités des cylindres axes seraient obligées de passer. Il nous a semblé cependant que les expansions des cellules épithéliales, et par conséquent que les espaces interstitiels du *voile marginal* de His ne sont pas antérieurs mais plutôt postérieurs à la genèse de la substance fibrillaire périphérique ; nous avons vu, en outre, que dans la rétine et le cerveau toutes les différenciations les plus importantes des cellules nerveuses, l'accroissement et la distribution des cylindres axes ont lieu à une époque où les cellules épithéliales sont encore réduites

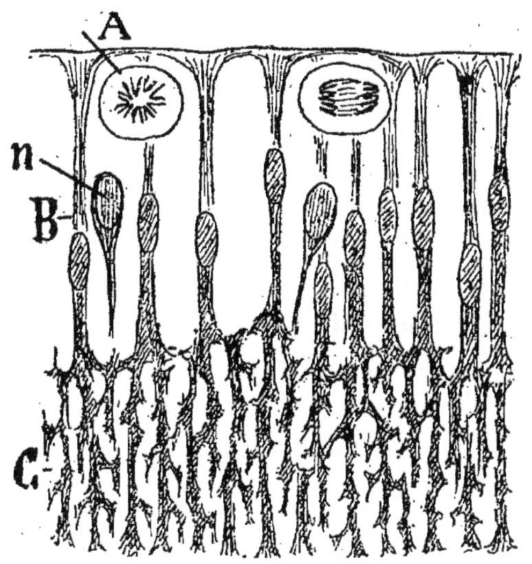

Fig. 46.

Coupe de moelle embryonnaire.

A cellules germinales; *B* portion interne des cellules épithéliales (couche des piliers); *C* portion externe de cellules épithéliales (couche réticulaire ou voile marginal) — *n* neuroblaste (d'après His).

à l'état de simples fibres rayonnées, dépourvues de toute expansion latérale.

Quoi qu'il en soit, il faut considérer comme une hypothèse ingénieuse et digne d'études cette théorie de His qui veut que l'accroissement des fibres nerveuses se fasse toujours dans le sens de la moindre résistance, et que leur direction soit déterminée par la préexistence de formations connectives ou névrogliques.

Peut-être serait-il préférable d'admettre dans les neuroblastes une sorte de *chimiotaxie* positive, suscitée par des substances nutritives élaborées en d'autres éléments soit nerveux soit épithéliaux, soit musculaires (1).

On pourrait aussi expliquer la force qui pousse le neuroblaste à envoyer son prolongement nerveux vers un muscle par exemple, par l'existence de deux états électriques différents dans le neuroblaste et le muscle. C'est l'hypothèse récemment mise en avant par Strasser. Sous l'influence d'un état électro-négatif de la fibre musculaire ou de toute autre cellule qui reçoit les arborisations terminales du prolongement nerveux, il se produirait dans le pôle externe du neuroblaste un état électro-positif, qui le porterait à se mouvoir dans le sens de la plus grande différence de potentiel.

Développement des expansions protoplasmiques et des collatérales. — C'est par la méthode rapide de Golgi que les phases ultérieures du développement des neuroblastes ont été en particulier étudiées. Les observations que Lenhossék et nous avons faites, indépendamment l'un de l'autre, sur la moelle du poulet, ont complété le cycle des travaux de His, en montrant de quelle façon et à quelle époque prennent naissance les arborisations protoplasmiques et les collatérales des prolongements nerveux.

Aussitôt le cylindre axe constitué, on peut voir déjà apparaître sur le neuroblaste une expansion polaire courte qu'il faudrait peut-être considérer comme l'ébauche d'un prolongement protoplasmique. Néanmoins ce prolongement polaire manque souvent, et les expansions protoplasmiques commencent d'ordinaire par se présenter sous la forme de grosses excroissances d'aspect épineux, partant soit d'un point quelconque du corps neuroblastique, soit de l'origine même du cylindre axe. Leur extrémité libre est pourvue souvent d'une varicosité.

Les collatérales nerveuses naissent à leur tour, quelques jours après la formation des expansions protoplasmiques.

(1) Voir pour plus de détails, le travail de Ramon y Cajal sur la *Rétine des vertébrés*, paru dans *la Cellule*, 1892.

Elles débutent par des appendices courts, partant à angle droit et terminés au moyen d'une varicosité.

Les collatérales qui apparaissent les premières dans la moelle sont celles du cordon antérieur (du 4me au 5me jour chez le poulet) ; les jours suivants on voit poindre les collatérales du cordon postérieur et celles des cordons latéraux.

Quant aux *bifurcations des cylindres axes* (fibres en T ou en Y), nous avons déjà dit qu'elles commencent à se produire, bien auparavant, pendant la période d'accroissement de l'expansion nerveuse primitive.

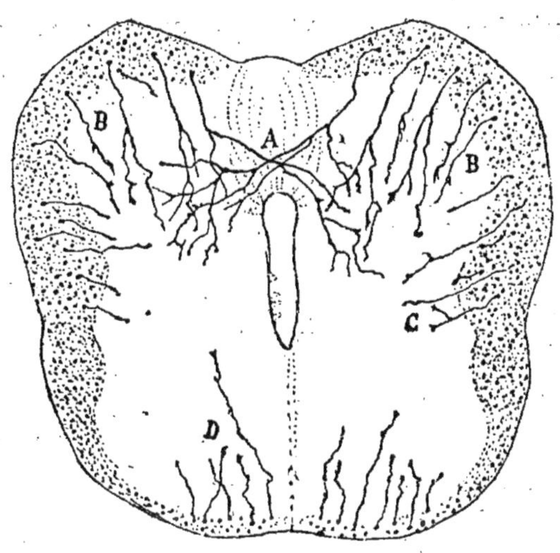

Fig. 47.

Coupe de la moelle de l'embryon du poulet au 7e jour de l'incubation.

A fibrilles collatérales du cordon antérieur constituant un entrecroisement dans la commissure antérieure ; *B* fibrilles collatérales moins développées et terminées par des cônes d'accroissement ; *C* collatérales les plus embryonnaires appartenant au cordon latéral ; *D* collatérales du cordon postérieur.

Il est très facile de saisir sur le vif *l'accroissement, c'est à dire la marche vers les muscles des fibres nerveuses de la racine antérieure* sur des préparations de colonne vertébrale du poulet du 5me au 17me jour de l'incubation. En général cette racine se montre complètement formée dès le 5me jour, et ses fibres ont pris un tel développement qu'il est impossible d'en retrouver les extrémités dans sa propre épaisseur. On les trouve déjà engagées dans les masses musculaires voisines sous forme de varicosités. Chaque cylindre axe donne pendant son trajet un nombre extraordinaire de ramifications; ainsi chez un embryon de poulet de 17 jours, nous avons vu une grosse fibre motrice fournir plus de trente branches terminales, destinées, chacune, à une fibre musculaire. Les plaques motrices qui ne s'étaient pas encore formées avaient pour les représenter une fibre variqueuse terminée par une petite sphère placée elle-même sur la cellule musculaire. Dans quelques plaques la fibre nerveuse commençait à produire un certain nombre d'excroissances courtes, premiers rudiments de l'arborisation terminale.

La description qui précède s'applique à la plupart des cellules nerveuses. Mais il en est quelques-unes qui se comportent d'une façon différente et jouissent dans leur évolution de particularités qu'il est bon de rapporter en quelques mots.

Cellules des ganglions rachidiens. — Ces cellules, on le sait, sont unipolaires, c'est à dire ne possèdent qu'un seul pôle chez les mammifères, les oiseaux, les batraciens, les reptiles. Il n'y a que chez les poissons où on les trouve sous la forme bipolaire, semblables alors aux cellules olfactives des fosses nasales ou aux cellules du ganglion spiral du limaçon.

Il semblait exister entre les vertébrés supérieurs et les poissons une différence essentielle relative à la morphologie des cellules sensitives ganglionnaires. Mais His a découvert un fait du plus grand intérêt; c'est le suivant: les corpuscules des ganglions sensitifs sont bipolaires chez les embryons de mammifères tout comme chez les poissons adultes. Cela diminue singulièrement la distance qui paraissait les séparer.

Des deux expansions primitives *l'interne*, généralement plus grêle, s'accroît le long de la racine postérieure et pénètre dans le cordon postérieur de la moelle, où comme nos observations ont pu l'établir, elle se bifurque pour constituer un rameau ascendant et un autre descendant; nous avons pu découvrir sur cette branche de ces cellules, chez l'embryon de poulet de 3 jours, un cône d'accroissement dirigé vers la moelle; la branche *externe*, elle, s'accroît en se dirigeant vers la périphérie ; elle se mêle aux fibres motrices pour aller se terminer dans la peau, dans les muqueuses ou dans les organes musculo-tendineux de Golgi.

Les cellules bipolaires subissent des modifications à mesure de l'augmentation de volume des ganglions rachidiens. Ainsi

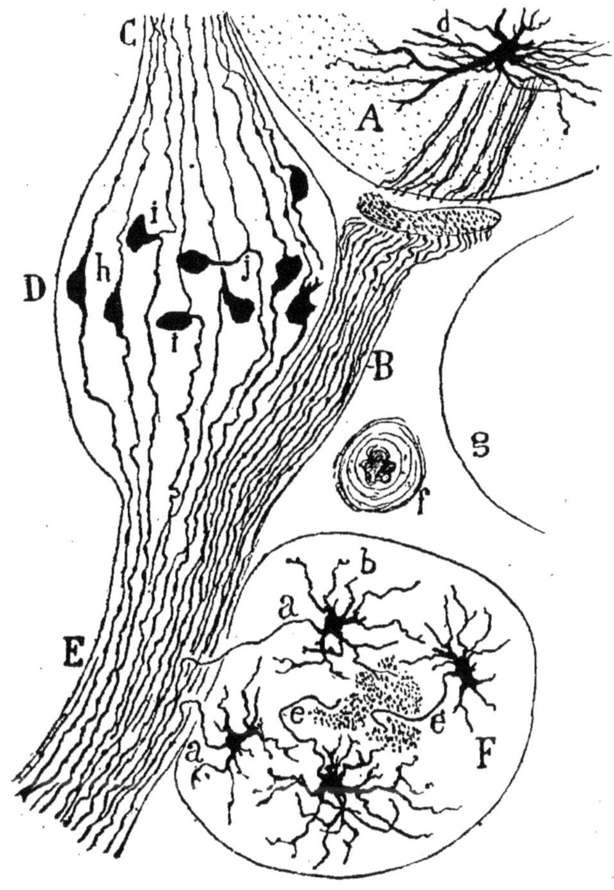

Fig. 48.

Ganglions rachidien et sympathique de la région cervicale d'un embryon de poulet au 17e jour de l'incubation.

A moelle épinière où l'on voit une cellule radiculaire *d*; *B* racine antérieure ou motrice; *C* racine postérieure ou sensitive; *D* ganglion rachidien; *E* nerf rachidien cervical; *F* ganglion sympathique; — *a* cylindres axes sympathiques formant les *rami communicantes* et se dirigeant vers la paire rachidienne correspondante; *b* expansion protoplasmique des cellules sympathiques; *e* cylindres axes sympathiques devenant verticaux pour constituer la commissure longitudinale du ganglion; *h* cellule fusiforme du ganglion rachidien; *i* transition de la cellule bipolaire à la cellule unipolaire du ganglion rachidien; *j* cellule franchement unipolaire; *f* artère coupée en travers; *g* corps d'une vertèbre cervicale.

que l'a très bien figuré His, dont les observations ont été confirmées par nous sur les embryons d'oiseaux et de reptiles, et aussi par Lenhossék, C. Sala, Retzius, E. Müller, Van Gehuchten, les pointes de protoplasma qui donnent racine aux deux expansions se rapprochent l'une de l'autre, se fusionnent peu à peu et forment sur un côté de la cellule un pédicule de protoplasma, support unique des deux fibres nerveuses. La fig. 48, qui représente un ganglion rachidien d'embryon de poulet au 14me jour d'incubation montre très nettement toutes les transitions entre les phases bipolaire et unipolaire. On a, en examinant cette figure, l'impression d'une émigration générale des corpuscules cellulaires vers la périphérie du ganglion, le centre de celui-ci restant alors réservé aux fibres nerveuses et aux pédicules de bifurcation.

Ces faits sont donc la preuve que dans l'ontogénie cellulaire des vertébrés il existe des phases évolutives, passagères, qui sont à l'état de dispositions permanentes chez les poissons.

Ce n'est pas tout. Lenhossék a encore démontré que chez certains poissons (embryons du *Pristurus*) on observe à côté des cellules bipolaires, d'autres corpuscules, qui sont de véritables éléments unipolaires. On voit donc que la transition de la bipolarité à l'unipolarité commence déjà chez certains poissons adultes. Il résulte de tous ces travaux que : toute cellule sensitive ou sensorielle *est* un corpuscule bipolaire ou *l'a été*, à l'époque embryonnaire. Toute cellule sensitive ou sensorielle est donc *toujours* pourvue de deux expansions : l'une périphérique destinée à recueillir les excitations centripètes, produites à la surface du corps, et l'autre centrale, généralement plus ténue, ayant pour charge de conduire à un centre nerveux l'excitation recueillie par la première.

Considérées ainsi, les cellules sensitives et sensorielles constituent une variété bien définie, dans laquelle rentrent tout naturellement : 1° les cellules des ganglions rachidiens ; 2° les cellules bipolaires de la muqueuse olfactive ; 3° les bipolaires de la rétine et les bipolaires de l'organe de l'ouie.

A cette catégorie appartiennent aussi les corpuscules fusiformes découverts il y a peu de temps par von Lenhossék dans la peau du lombric et dont l'existence a été confirmée par Retzius. Ces cellules possèdent une grosse expansion périphérique se terminant à la surface de l'épiderme, et une expansion centrale fine qui, pénétrant à l'intérieur du corps de l'animal, va à la chaîne ganglionnaire où, comme les fibres des racines sensitives des vertébrés, elle se bifurque en une branche ascendante et une autre descendante. Ces corpuscules singuliers représenteraient donc les cellules des ganglions rachidiens des vertébrés, avec cette seule différence que chez les vers, la masse protoplasmique du corps cellulaire, produit du feuillet ectodermique, ne s'est pas encore retirée à l'intérieur du corps pour constituer les agglomérations ganglionnaires.

Cellules à panache protoplasmique. — Les cellules de Purkinje du cervelet, les cellules pyramidales du cerveau, les cellules ganglionnaires de la rétine passent aussi par la phase du neuroblaste. Mais le développement de leurs expansions protoplasmiques se fait d'une façon particulière et dans un ordre qu'il importe de connaître. Ce qui apparaît tout d'abord, après le cylindre axe, c'est d'ordinaire le panache périphérique, au début irrégulier et fortement variqueux ; plus tard le bouquet protoplasmique périphérique s'éloigne de la cellule, et de la sorte se trouve réalisée la tige verticale ou protoplasmique principale. C'est en dernier lieu seulement que se forment les branches collatérales de la tige et les rameaux basilaires du corps cellulaire.

Dans les cellules pyramidales du cerveau, ces expansions basilaires persistent et prennent même un grand développement. Il n'en est plus de même pour les cellules de Purkinje, et les cellules ganglionnaires de la rétine, où elles apparaissent presque en même temps que l'expansion ou tige principale ; ici elles s'atrophient et disparaissent totalement.

Grains du cervelet. — Ces cellules passent par des métamorphoses extrêmement curieuses qui rappellent en partie celles des corpuscules unipolaires des ganglions rachidiens.

Le cervelet des mammifères nouveau-nés, souris, lapin, chien, homme, etc., possède, on le sait, au-dessus de la couche moléculaire une zone spéciale constituée par de petits corpuscules tassés les uns contre les autres qu'on a appelés *grains superficiels*. Or ces corpuscules diminuent de nombre à mesure que le cervelet avance dans son évolution, et il arrive un moment, à l'époque adulte, où ils disparaissent complètement.

Quel est donc le sort de ces cellules dont le nombre diminue précisément au fur et à mesure que s'accroît celui des vrais grains, des grains profonds ?

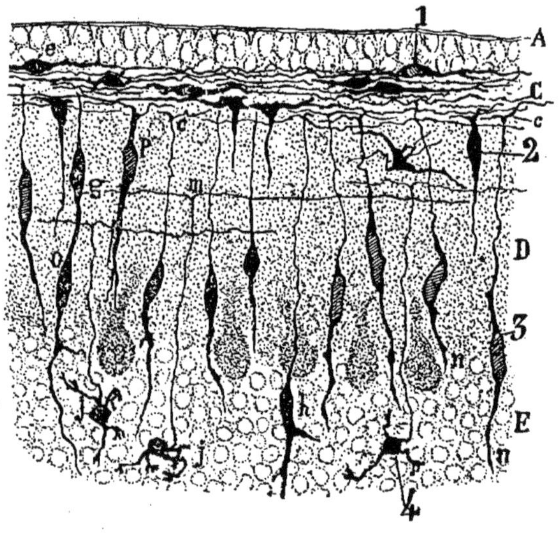

Fig. 49.

Coupe du cervelet d'une souris âgée de 12 jours. — On y voit l'évolution des grains. *A* couche des grains superficiels; *C* couche des bipolaires horizontales ; *D* couche moléculaire; *E* couche des grains véritables ou profonds ; 1re phase du grain (cellule bipolaire horizontale); 2me phase du grain (bipolaire verticale par production d'un appendice descendant, qui devient le corps cellulaire) ; 3me phase du grain (le cylindre axe ascendant est très perceptible, et l'extrémité inférieure de la cellule arrive déjà à la couche des grains profonds) ; 4me phase du grain (grain complètement développé).

Au début de nos études sur le cervelet, nous avions déjà remarqué que les couches profondes des grains superficiels sont composées de cellules bipolaires fusiformes allongées horizontalement et pourvues de longues expansions d'apparence nerveuse dirigées toutes parallèlement à l'axe longitudinal de la lamelle cérébelleuse. On aurait cru qu'il s'agissait là de fibrilles *parallèles* analogues à celles qui naissent du cylindre axe des grains profonds. Eh bien, ces cellules bipolaires ne sont en réalité pas autre chose que les formes primitives des grains profonds. Grâce à une émigration à travers la couche moléculaire sous-jacente, ces corpuscules, au rebours des cellules bipolaires des ganglions rachidiens qui de centrales deviennent périphériques, gagnent la profondeur des lamelles du cervelet pour y prendre tous les caractères des grains adultes. Avant d'en arriver là, ces corpuscules passent par les phases suivantes : 1° Du corps de la cellule bipolaire horizontale descend un appendice protoplasmique qui peu à peu entraîne avec lui vers la profondeur le corps cellulaire, y compris le noyau ; 2° cet appendice qui s'avance perpendiculairement dans l'épaisseur de la zone moléculaire y constitue un élément allongé pourvu de deux expansions, l'une ascendante se continuant à la partie supérieure de la couche moléculaire par une fibrille parallèle, l'autre descendante terminée librement près de la zone des grains profonds ; 3° quand la cellule, entraînée pour ainsi dire par et dans l'appendice descendant, est parvenue à la couche des grains profonds, on voit l'expansion ascendante s'amincir et prendre l'aspect d'un cylindre axe qui se continue par une fibrille parallèle ; alors le corps cellulaire donne naissance à trois ou plusieurs appendices courts qui ne tardent pas à devenir les expansions protoplasmiques caractéristiques des grains profonds. Cette histoire évolutive nous apprend donc deux faits intéressants : d'abord, nous voyons la fibrille parallèle se fixer pour ainsi dire à demeure et d'une manière définitive dans la région qu'elle occupait lorsqu'au début elle était représentée par les deux extrémités de la cellule bipolaire horizontale ; c'est exactement ce que nous avons vu se produire dans les ganglions rachidiens ; ensuite c'est le cylindre axe ascendant et les expansions digitiformes du grain qui se trouvent être le résultat d'un étirement protoplasmique.

Spongioblastes rétiniens. — Les corpuscules nerveux qui manquent de cylindre axe ne passent pas par la phase neuroblastique. Tel est le cas des spongioblastes non nerveux de la rétine, c'est à dire de ceux qui sont dépourvus de cylindre axe. En eux le corps cellulaire émet d'abord par sa face inférieure un gros bouquet de fibrilles courtes et variqueuses; ce n'est là que l'ébauche de l'arborisation terminale. Plus tard le corps s'allonge dans le sens vertical, et son extrémité inférieure se transforme en une tige à laquelle est suspendue l'arborisation terminale. Telle est du moins l'évolution de quelques spongioblastes de la rétine chez le poulet et le lapin.

Les spongioblastes non nerveux de la rétine ne sont pas les seuls éléments existant avec ces caractères morphologiques et évolutifs dans la série animale. Ils y sont quant à leur forme abondamment représentés, et on peut les considérer comme le type de la phase de l'évolution morphologique à laquelle parviennent par exemple les cellules des invertébrés. Ainsi, suivant les travaux de Bierdermann, Retzius et Lenhossék, les cellules nerveuses des ganglions chez les invertébrés (crustacés, vers) sont pour la plupart de la forme unipolaire; leur expansion unique, en général très épaisse, fournit alors des collatérales terminées librement à l'intérieur des ganglions; lorsque la cellule est pluripolaire, toutes les expansions semblent avoir le même caractère, c'est à dire qu'on peut les considérer toutes comme de nature fonctionnelle (Retzius). Chez les vertébrés les cellules des centres ont au contraire éprouvé des transformations importantes, qui les ont menées bien loin de la forme neuroblastique primitive, si fréquente dans les centres des invertébrés adultes; cependant quelques formes primitives persistent encore, qui n'ont subi aucune différenciation dans leurs expansions et ressemblent plus ou moins à des neuroblastes. Ce sont : les spongioblastes de la rétine, comme nous venons de le voir, les grains du bulbe olfactif, les cellules sympathiques viscérales et intestinales (plexus d'Auerbach, de Meissner, etc.), et probablement aussi certaines cellules de la première couche de l'écorce cérébrale.

XI. — CONCLUSIONS GÉNÉRALES

Un certain nombre de considérations se dégagent de l'ensemble des faits que nous venons d'exposer dans cette synthèse.

1. La conclusion la plus générale, se rapportant à la morphologie des cellules des centres nerveux, est l'absence de continuité de substance entre les expansions des corpuscules nerveux, épithéliaux et névrogliques. Les éléments cellulaires nerveux représentent de véritables unités cellulaires ou *neurones*, suivant l'expression de Waldeyer.

2. La continuité substantielle n'existant pas, les courants doivent se transmettre d'une cellule à l'autre par *contiguité* ou par *contact*, comme cela se passe dans la ligature de deux fils télégraphiques. Ce contact a lieu entre les arborisations terminales ou les collatérales des cylindres axes d'un côté, les corps cellulaires et les arborisations protoplasmiques de l'autre. Quand, ainsi qu'il arrive dans les spongioblastes de la rétine, dans les cellules unipolaires des ganglions rachidiens et dans les éléments unipolaires des invertébrés, les expansions protoplasmiques font défaut, la surface du corps cellulaire est le point unique sur lequel s'appliquent les arborisations nerveuses.

3. La direction probable du mouvement nerveux dans les cellules pourvues de deux sortes d'expansions est : *cellulipète* dans les prolongements protoplasmiques, et *cellulifuge* dans le cylindre axe. Ce dernier mouvement est celui qui paraît parcourir l'expansion ou les expansions des cellules qui possèdent une seule espèce de prolongement (spongioblastes, etc.). La surface réceptrice ou cellulipète serait ici représentée par la mince croûte de protoplasma entourant le noyau.

4. Dans les cellules bipolaires (auditives, olfactives, rétiniennes, bipolaires sensitives des vers, suivant Lenhossék et Retzius, bipolaires sensitives des ganglions spinaux des poissons, etc.), l'expansion périphérique est grosse et doit être considérée comme de signification protoplasmique, car elle est destinée à recueillir les courants (mouvement cellulipète).

Dans les cellules unipolaires des ganglions spinaux des batraciens, reptiles, oiseaux et mammifères, l'expansion périphérique de l'unique rameau sorti de la cellule peut être regardée comme une branche protoplasmique ou un organe de transmission cellulipète, et l'expansion centrale plus fine comme une fibre nerveuse ou un organe de transmission cellulifuge. La tige qui contient les deux expansions avant leur bifurcation, n'existe pas pendant la période embryonnaire (His) ; elle se forme plus tard par étirement du corps cellulaire ; elle représente donc, par sa morphologie et sa genèse, une portion du corps cellulaire et non une fibre nerveuse.

5. Les expansions protoplasmiques ne représentent pas, comme le veulent Golgi et ses élèves, un simple appareil nutritif, des sortes de radicelles suçant le plasma exhalé des capillaires; d'après nous, elles ont la même fonction conductrice que les cylindres axes. Les deux faits invoqués par Golgi à l'appui de sa thèse : tendance des expansions protoplasmiques à se grouper autour des vaisseaux, et leurs connexions avec les cellules névrogliques, n'ont pu être confirmés par nous ni par van Gehuchten, Kœlliker, Lenhossék, Retzius, Schaefer, etc.

En outre des raisons exposées plus haut contre cette opinion de Golgi, en voici quelques autres qui revêtent une certaine importance.

Les glomérules olfactifs des vertébrés inférieurs ne possèdent ni vaisseaux, ni névroglie, et malgré cela, ils sont, comme cela arrive chez les mammifères, le point de terminaison des expansions protoplasmiques des cellules mitrales, etc.

Dans la rétine des vertébrés inférieurs, la zone plexiforme interne, point de réunion des prolongements protoplasmiques des cellules de la couche ganglionnaire, manque de capillaires et de corpuscules névrogliques, et en dépit de cette absence, la disposition bien connue des prolongements protoplasmiques et leurs connexions avec les cellules bipolaires ne souffrent pas la moindre altération.

Toute région de la substance grise, pourvue de fibres nerveuses terminales, renferme en même temps des arborisations protoplasmiques. La réciproque est également vraie, car il n'existe pas de territoire où se trouvent des expansions protoplasmiques, qui ne soit aussi le siège d'arborisations nerveuses terminales. Les doutes que Kœlliker et quelques autres auteurs ont exprimés, touchant ce dernier point, en citant comme exemple contraire, l'existence d'expansions protoplasmiques dans la substance blanche du cerveau et de la moelle (substance qui, ne contenant rien d'autre que des fibres à myéline de passage, ne pourrait pas être le siège de communications cellulaires), ont perdu toute leur valeur depuis que nos recherches ont prouvé que : 1° la substance blanche de la moelle, aussi bien que celle du cerveau, est une région de terminaison de collatérales spéciales ; 2° ces régions contiennent ou peuvent contenir des fibres nerveuses sans myéline, ayant le caractère de ramuscules terminaux ; 3° là où paraissent se rencontrer, d'une façon exclusive, des expansions protoplasmiques (certains plans de ramification de la couche des grains du lobe optique des reptiles, batraciens et poissons, etc.), se trouve renfermé un nombre considérable d'arborisations nerveuses terminales de fibrilles nerveuses sans myéline.

A ce point de vue, notre observation récente faite sur la

moelle des reptiles et des batraciens mérite d'être mentionnée. Chez ces animaux, les expansions protoplasmiques des cellules de la corne antérieure sont d'une longueur énorme ; après avoir formé des faisceaux irradiés à travers la substance blanche, elles constituent autour de celle-ci, c'est à dire sous la pie-mère, un plexus périmédullaire très touffu, plexus rapporté par nous tout d'abord chez les reptiles, puis par Lawdowski chez les batraciens, où C. Sala vient de l'étudier soigneusement sur leurs larves. Or, à ce plexus viennent aboutir certaines collatérales périphériques de tubes de la substance blanche et quelques fibres terminales dépourvues de myéline. Récemment, nous avons vu aussi, dans la zone la plus externe du cordon latéral (moelle cervicale d'embryon de poulet de 16 jours) de véritables cellules nerveuses, fusiformes, dirigées d'avant en arrière, et dont les expansions ramifiées se mettaient en relation avec des collatérales périphériques.

6. La longueur extrême de certaines tiges protoplasmiques (cellules pyramidales du cerveau, cellules de Purkinje, etc.) ainsi que la richesse des expansions protoplasmiques latérales et basilaires, paraissent être en rapport avec le nombre d'arborisations nerveuses dont elles doivent recueillir les courants. Les aspérités et les encoches interépineuses que montrent de nombreuses arborisations protoplasmiques représentent vraisemblablement des lieux d'impression ou de contact de fibrilles nerveuses terminales.

XII. — TECHNIQUE DE LA MÉTHODE DE GOLGI

Les méthodes imaginées par Golgi pour l'étude des centres nerveux sont au nombre de deux : l'une appelée méthode de la coloration noire ou au chromate d'argent, et l'autre méthode de la coloration grise ou au bichlorure de mercure.

La méthode de coloration noire, la plus usitée par les neurologistes modernes, consiste, en principe, à durcir des morceaux des centres nerveux dans du bichromate de potasse ou du liquide Müller et à les soumettre ensuite à l'action du nitrate d'argent. Sous l'influence de ce dernier réactif, il se forme, mais seulement dans quelques cellules, un précipité noir rougeâtre de chromate d'argent.

Dans la méthode de coloration grise ou aux sels de mercure, on traite les pièces provenant des centres nerveux et durcies dans le liquide de Müller, par le bichlorure de mercure. Il se dépose au niveau de certaines cellules et de quelques fibres un précipité métallique, gris ou noir à la lumière transmise, qui permet de distinguer nettement ces éléments, car ils ressortent d'une façon tout à fait tranchée sur un fond jaune clair transparent.

De ces deux méthodes la plus employée est celle au chromate d'argent comme nous venons de le dire. C'est grâce à elle qu'on a réalisé les découvertes les plus capitales. Quant à la méthode au bichlorure de mercure, on ne l'utilise généralement que pour contrôler les résultats fournis par la méthode précédente.

Voyons d'abord la méthode au chromate d'argent : elle comprend elle-même deux procédés que nous appellerons *procédé rapide* et *procédé lent*.

Dans le *procédé lent*, que Golgi préférait pour ses travaux sur le cerveau et le cervelet, le durcissement a lieu dans le liquide de Müller et dans le bichromate de potasse, sans addition d'acide osmique. Aussi les pièces doivent-elles séjourner dans les liquides durcissants de un à deux mois avant qu'on puisse les soumettre au nitrate d'argent.

Dans le *procédé rapide* qui est employé de préférence par nous, Kœlliker, von Lenhossék, van Gehuchten, Tartuferi, Retzius, etc., le liquide durcissant est constitué par un mélange de solution de bichromate de potasse et de solution d'acide osmique. Ce mélange permet d'abréger dans des proportions considérables le temps du durcissement, car il le réduit à varier entre 2 et 6 jours ; en outre l'imprégnation atteint une délicatesse encore plus grande que dans le procédé lent.

PROCÉDÉ RAPIDE AU CHROMATE D'ARGENT.

Ceci étant, nous allons décrire en détails la *méthode rapide au chromate d'argent*, avec les petites variantes que d'autres auteurs et nous avons introduites dans le procédé primitif de Golgi :

1° On commence par couper avec les ciseaux ou le rasoir des petits morceaux de 4 millimètres de côté au plus, du tissu nerveux à étudier ; on les immerge, 24 h, 48 h ou 56 h dans la solution suivante :

Bichromate de potasse	3 grammes.
Eau distillée	100 centim. cubes.
Acide osmique à 1 %	30 à 35 centim. cubes.

La quantité du liquide durcissant doit être proportionnelle au nombre des pièces immergées. Ainsi pour trois morceaux de 4 mm de côté il faudra en employer environ 30 cc, c'est à dire environ 10 cc du mélange osmio-bichromatique pour chaque morceau de 4 mm.

Il est indifférent de garder les pièces pendant leur durcissement, à la lumière ou à l'obscurité. La température joue au contraire un rôle assez important. Celle qui nous a paru la plus favorable varie entre 20° et 25° ; néanmoins on peut obtenir aussi de bons résultats à la température de 8° à 9°, mais alors il faut faire séjourner plus longtemps les pièces dans le mélange.

2° Les pièces étant retirées du mélange précédent, on les lave rapidement dans de l'eau distillée, et on les plonge dans une quantité abondante d'une solution de nitrate d'argent à 0.50 ou 0.75 pour 100. On les y laisse de 24 heures jusqu'à plusieurs jours. D'ordinaire, nous les enlevons de la solution argentique au bout de 36 heures.

Quand il s'agit de cerveau ou de moelle épinière qui sont très près de leur développement complet, nous ajoutons au nitrate d'argent une à deux gouttes d'acide formique pour 300 grammes de liquide. L'addition de ce produit chimique nous a semblé donner une plus grande limpidité au fond général de la préparation et rendre l'imprégnation plus étendue. Dans les tissus difficiles à colorer, tels que ceux des organes qui se trouvent à une période de développement très peu avancé, nous n'avons pas remarqué qu'il fût utile d'ajouter de l'acide formique. Aussi ne l'employons-nous presque jamais.

L'influence de la lumière et de la température sur les pièces pendant leur séjour dans le bain d'argent nous a semblé nulle. Nous avons l'habitude de laisser les pièces s'imprégner de nitrate d'argent à la lumière et à la température ordinaire. Pourtant il est bon de les conserver à l'obscurité si on ne doit effectuer les coupes que plusieurs jours après l'immersion dans le liquide argentique ; autrement il se produirait au bout de 3 ou 4 jours des réductions irrégulières dans l'épaisseur de la pièce, ainsi que l'a fait remarquer van Gehuchten.

3° Pour faire les coupes, qui doivent être assez épaisses, afin de permettre de suivre les éléments dans leur plus grand trajet possible, on monte les pièces soit entre deux morceaux de moelle de sureau décortiquée, soit dans un morceau de liège après les avoir enrobées superficiellement de celloïdine ou de parafine, et on place le tout dans un microtome à vis, par exemple ceux de Ranvier, Reichert, Schanze, Becker, etc.

Voici comment nous procédons : nous commençons par déshydrater la surface de la pièce en l'immergeant dans l'alcool à 95° (40° Cartier) pendant 1 à 2 minutes, puis nous l'essuyons avec du papier buvard; enfin nous la plaçons sur un morceau prismatique de parafine dure. Alors, avec la pointe d'un scalpel ou une aiguille chauffée à la flamme, nous faisons fondre vivement la parafine tout autour de la partie inférieure de la pièce, afin d'inclure cette partie et de la fixer solidement au bloc de parafine. — On comprend qu'il faille exécuter très rapidement cette petite manœuvre afin d'éviter le dessèchement de la pièce. — La partie restée visible du morceau de tissu nerveux est aussitôt trempée dans l'alcool à 95° et le tout est porté sur le microtome. On fait les coupes en mouillant le rasoir d'alcool à 95° (40° Cartier).

4° On recueille les coupes dans de l'alcool à 95°; on les passe dans 5 ou 6 bains du même alcool, en faisant en sorte de ne pas dépasser plus d'une heure pour cette déshydratation, car l'alcool finirait par pâlir les plus fines fibrilles.

5° On retire les coupes de l'alcool et on les place dans un bain d'essence de girofles où elles ne doivent pas rester plus d'une demi-heure. Aussi doit-on procéder au montage des coupes dès qu'elles sont éclaircies et transparentes.

6° On place les coupes sur une lame porte-objets; on enlève l'excès d'essence de girofles qui les imbibe à l'aide de papier buvard que l'on presse modérément sur les coupes; et on verse sur celles-ci quelques gouttes de xylol pour les débarrasser du reste de l'essence.

7° Après avoir fait égoutter le xylol, en mettant simplement les lames porte-objets dans une position verticale, on couvre les coupes d'une solution peu épaisse de gomme d'Ammar dans le xylol. On les met en rangées parallèles en les déplaçant avec une aiguille. On laisse sécher, la lame porte-objet étant horizontale, et à l'abri de la poussière. Au bout de 1 à 2 heures environ, quand cette première couche de résine d'Ammar est presque sèche, on la couvre d'une seconde, puis d'une troisième, etc., ainsi de suite jusqu'à ce que la surface des coupes complètement couvertes de résine d'Ammar soit tout à fait lisse.

On ne doit pas recouvrir les préparations d'une lamelle, car ainsi elles s'altèrent très rapidement. La cause de cette altération semble résider, d'après Sanassa, dans la production de courants de diffusion qui enlèvent le dépôt de chromate d'argent aux éléments qui en sont imprégnés.

Aussi faut-il laisser les préparations à découvert. C'est là un inconvénient qui exige certaines précautions pour les conserver. Le baume d'Ammar une fois sec, les préparations doivent être mises à l'abri de la lumière et de la poussière.

Malgré tout, leur conservation n'est malheureusement pas parfaite, et au bout de deux ou trois ans le fond des coupes prend une teinte très foncée et le chromate d'argent diffuse plus ou moins autour des éléments imprégnés. Néanmoins on ne peut pas considérer la préparation comme perdue ; il n'y a que sa beauté et sa netteté qui se trouvent diminuées ; un éclairage plus fort obvie à l'inconvénient du fond devenu trop optique. D'une façon générale, plus une coupe est épaisse, plus elle a de facilité à s'obscurcir et à s'abimer. Les coupes d'une minceur moyenne sont celles que nous avons pu conserver presque inaltérées pendant plus de 4 ans.

On a imaginé divers procédés pour conserver indélébiles les préparations de Golgi. Le traitement des coupes par l'acide bromhydrique (Greppin) ou par le chlorure d'or (Obrégia), en réalité conserve suffisamment bien colorés les corps cellulaires et les expansions protoplasmiques ; mais, par contre, les fines fibrilles nerveuses pâlissent plus ou moins et même se décolorent complètement.

En résumé, les conditions pour la bonne conservation des coupes sont les suivantes : coupes pas trop grosses ; lavage complet de ces coupes dans l'alcool, pour enlever toute trace de nitrate d'argent ; dessiccation absolue des coupes sous une couche assez mince de baume d'Ammar ; montage à découvert et conservation à l'obscurité.

Procédé de la double imprégnation. — 1° Les pièces, sorties du bain d'argent et essuyées avec du buvard, sont placées dans un mélange osmio-bichromatique semblable au premier, ou plus riche en bichromate, c'est à dire dans une solution de :

Bichromate de potasse . . . . . 6 à 7 grammes.
Eau distillée . . . . 100 cent. cubes.
Acide osmique à 1 % . . . . . 30 à 35 cent. cubes,

où elles restent de 1 à 2 jours.

Si l'on craint que les pièces n'y durcissent trop et deviennent friables, il n'y a qu'à diminuer la quantité d'acide osmique.

2° On retire les pièces de ce mélange, on les essuie au buvard et on les met à tremper pendant 24 heures dans une solution de nitrate d'argent à 0.50 ou 0.75 %, c'est à dire semblable à celle de la première imprégnation.

Si les préparations sont bien venues, les cellules et les fibres nerveuses doivent apparaître colorées d'une façon tout à fait nette et ressortant sur un fond jaune clair. Les cellules et leurs grosses expansions protoplasmiques sont teintes en noir ; les prolongements nerveux en brun ou en brun-rougeâtre et les collatérales les plus fines en rouge-jaunâtre. Les cellules de la névroglie présentent une couleur rouge sombre, mais elles peuvent être aussi complètement noires.

Le dépôt de chromate d'argent se fait non à la surface des cellules, comme l'ont affirmé Sehrwald et Rossbach, mais d'une manière diffuse dans l'épaisseur même du protoplasma.

Le plus précieux avantage de cette méthode de coloration est qu'elle n'imprègne qu'un certain nombre de cellules, séparées généralement par des éléments restés incolores. Cette particularité heureuse donne aux bonnes préparations la netteté et la clarté d'un schéma. La transparence du fond permet en outre d'examiner des coupes de très grande épaisseur et c'est là encore un autre avantage considérable, car on peut ainsi suivre dans une seule et même coupe les expansions les plus longues d'une cellule nerveuse.

Quand il s'agit de cellules dont le corps ne possède qu'une petite quantité de protoplasma, le noyau devient visible, sa couleur café ressortant sur un fond noir.

Règles relatives à l'usage de la méthode rapide au chromate d'argent. — Pour compléter les indications techniques que nous venons de donner, il nous faut signaler quelques règles qui peuvent servir de guide à ceux qui désirent employer la méthode de Golgi; grâce à leur observation, on évitera beaucoup d'essais et d'ennuis.

1° La méthode rapide de Golgi ne donne de résultats constants et absolument démonstratifs dans les organes nerveux qu'à la période voisine de celle de l'apparition de la myéline. Si l'âge de l'animal, auquel on a pris des portions de tissus nerveux, précède de beaucoup la phase de médullisation, ou s'il correspond à un moment où presque toutes les gaines médullaires se sont formées, la coloration des cellules et des fibres est très inconstante.

2° Il ne faut pas croire que tous les organes nerveux s'imprègnent avec une facilité égale par le procédé rapide de Golgi.

Nos nombreuses expériences nous permettent de ranger ainsi les diverses portions du système nerveux suivant leur constance d'imprégnation : corne d'Ammon du lapin de 8 jours; cerveau du même animal; moelle épinière du poulet du 7me au 14me jour d'incubation. Ces trois parties sont celles qui se colorent avec le plus de constance et d'une façon tout à fait probante.

Aussi, invitons-nous ceux qui veulent se familiariser avec la méthode de Golgi à s'adonner tout d'abord à l'étude des organes que nous venons d'indiquer; ils peuvent ensuite aborder plus aisément l'étude d'autres parties plus difficiles. Ajoutons encore qu'on est absolument certain d'obtenir des préparations excellentes de ces organes, pourvu que l'on arrive à déterminer ces deux conditions : la quantité du mélange durcissant et le temps du durcissement.

Le bulbe olfactif du lapin, du chien et d'autres animaux jeunes et le cervelet d'animaux de quelques jours (cobayes de 8 jours, lapin et rat de un mois, etc.) ne viennent qu'au second rang. Dans ces organes, la réaction tout en étant complète n'est pas aussi constante que dans les précédents. Enfin on doit considérer comme organes difficiles, les ganglions sympathiques, la rétine, la muqueuse olfactive, les terminaisons nerveuses et sensitives, les terminaisons du nerf auditif, etc.

3° Pour obtenir de bons résultats, il importe de choisir l'animal le plus convenable. Les dimensions de l'organe à étudier, ses rapports avec les autres et peut-être certaines particularités chimiques inconnues favorisent ou contrarient la réaction, évitent ou augmentent les dépôts irréguliers. Ainsi, la rétine se colore mieux chez les oiseaux et les grands reptiles que chez les batraciens, les poissons et les mammifères ; le cerveau du lapin de 8 jours s'imprégne beaucoup mieux que celui du rat, du cobaye, de la souris blanche, du chien, etc., d'âge correspondant à la même époque évolutive. La moelle épinière des embryons d'oiseaux prend mieux et plus constamment le chromate d'argent que celle des embryons de reptiles et de mammifères ; le lobe optique des oiseaux se teint mieux que les tubercules quadrijumeaux des mammifères, etc.

4° Plus l'organe à étudier est embryonnaire, moins il faut le laisser de temps dans le liquide durcissant. Exemple : on obtient déjà une bonne réaction avec 24 heures de durcissement, pour la moelle de poulet du 5me au 6me jour d'incubation, alors qu'il faut trois jours de mélange osmio-bichromatique pour obtenir une coloration satisfaisante dans des coupes de moelle de poulet du 14me au 15me jour d'incubation. Le cervelet de lapin nouveau-né ne demande que 24 heures de durcissement, tandis que celui du lapin âgé de un mois ne fournit de bonnes coupes bien colorées qu'après 2 ou 3 jours de durcissement.

5° Il faut autant que possible que l'organe ou morceau d'organe destiné au durcissement, soit enveloppé par une petite portion des tissus environnants. C'est le moyen d'éviter les dépôts irréguliers de la surface des pièces. Par exemple, pour la moelle du poulet, on laisse toujours autour d'elle la colonne vertébrale tout entière si celle-ci est mince (premiers jours de l'incubation) et seulement une partie de cette colonne vertébrale si elle est volumineuse.

Dans le cerveau il faut laisser toujours la pie-mère. Parfois il est bon, ainsi que le conseille Sehrwald, d'enrober la surface de la pièce (avant l'immersion dans la solution d'argent) d'une couche de gélatine.

6° On saura que le *durcissement* a été *insuffisant* quand les coupes montreront un fond rouge uniforme avec des cellules et des fibres imprégnées incomplètement. Au contraire on aura poussé le durcissement trop loin quand le fond apparaîtra jaune clair et qu'on ne verra s'en détacher en noir aucun élément ou seulement quelques fibres nerveuses, en petit nombre.

7° On reconnaît que la pièce a été *légèrement surdurcie*, à l'absence presque complète de cellules colorées, et à la coloration presque exclusive des fibres nerveuses. On corrige cet accident en recourant à une seconde imprégnation. On appliquera de même la double et même la triple imprégnation aux organes difficiles à colorer, tels que la rétine, les ganglions sympathiques, les ganglions intestinaux, les terminaisons acoustiques, etc. Car il est très rare qu'on obtienne une coloration quelque peu complète par une seule imprégnation.

8° Les conditions de l'imprégnation qu'il faut déterminer pour obtenir des résultats assurés sont nombreuses, surtout quand il s'agit d'élucider des questions nouvelles. Aussi est-il nécessaire de procéder par essais successifs. On divise l'organe à étudier en plusieurs morceaux, et l'on fait varier pour chacun d'eux le temps du durcissement, qui est la partie essentielle de la méthode au chromate d'argent. On laissera par exemple un de ces morceaux 24 heures dans le mélange osmio-bichromatique, un second 36 h., un troisième 48 h., un autre trois jours, quatre jours, etc. Enfin on soumettra toutes les pièces surdurcies à l'imprégnation double ou triple. C'est de la sorte qu'on arrivera rapidement à déterminer pour un organe donné les meilleures conditions de réussite. *Mais, il faut bien le savoir, l'expérience et l'habileté de l'opérateur rentrent pour beaucoup dans l'appréciation de ces conditions; le débutant ne doit espérer parvenir au succès dans les sujets d'imprégnation difficile qu'après de longs mois et des essais multipliés et persévérants.*

Ce qui arrive pour la méthode de Golgi a eu lieu aussi pour la méthode au chlorure d'or. Celle-ci était difficile et presque impossible dans les mains des débutants ; elle était au contraire un instrument docile, dans les mains de Ranvier, Golgi, Lœwit, Retzius, Rollett, etc., qui grâce à elle firent d'importantes découvertes.

9° Deux circonstances doivent influer considérablement sur la manière de faire du travailleur. Ce sont les suivantes :

Le chromate d'argent a pour propriété particulière de n'imprégner à la fois qu'un petit nombre de fibres et de cellules ; et il arrive souvent que des cellules qui résistaient à l'imprégnation malgré plusieurs mois d'essais persévérants, apparaissent à un moment donné colorées d'une façon merveilleuse. Aussi doit-on bien retenir que dans tout travail exécuté avec la méthode de Golgi, il faut répéter, et répéter les préparations. D'abord, cela permet d'établir d'une manière complète la structure d'un organe à l'aide des révélations partielles de chaque préparation ; ensuite la répétition même d'un détail histologique dans de nombreuses préparations bien venues est le garant le plus absolu de sa réalité. On évite ainsi de considérer comme appartenant réellement à la structure d'un organe, une disposition due au hasard ou à un caprice d'une imprégnation incomplète, disposition que trop souvent des observateurs inexpérimentés prennent pour définitive et constante.

10° On doit toujours comparer toute préparation des centres nerveux faite par la méthode de Golgi à de bonnes préparations des mêmes tissus adultes, colorées par la méthode de Weigert-Pal et même par le carmin et les couleurs d'aniline.

Les préparations par le Weigert-Pal outre la marche et la position des fibres montreront si ces dernières possèdent ou non une enveloppe médullaire; elles porteront bien des fois à rechercher par la méthode au chromate d'argent les propriétés de tubes nerveux qui ne s'imprégnaient pas dans les premières tentatives.

Les préparations par le carmin, l'hématoxyline et les couleurs d'aniline instruiront sur la situation et la nature des cellules imprégnées par la méthode de Golgi ; elles révéleront aussi les corpuscules que le chromate d'argent n'a pas colorées, et obligeront à de nouveaux essais.

MÉTHODE DE COX

Cox a modifié d'une façon avantageuse la méthode au bichlorure de mercure de Golgi, et l'a appliquée avec succès à l'étude de l'écorce cérébrale. Nous nous sommes servi de cette méthode avec profit, pour l'examen de la corne d'Ammon et du cervelet, et très souvent elle nous a permis de compléter les détails fournis par la méthode au chromate d'argent.

En voici le résumé :

1° Immersion de morceaux frais, pas très gros de centres nerveux pendant 2 à 3 mois et plus dans le liquide suivant :

Bichromate de potasse à 5 0/0	20
Bichlorure de mercure à 5 0/0	20
Eau distillée	30 à 40
Chromate de potasse à 5/0 à réaction fortement alcaline	16

2° Lavage des pièces entières pendant environ une demi-heure dans l'alcool à 90° pour les débarrasser de l'excès de sublimé qui se précipiterait ultérieurement dans les coupes sous formes d'aiguilles cristallines.

3° Montage des pièces et coupes comme pour la méthode de Golgi.

4° Lavage à l'alcool à 90° (36° Cartier), essence de girofles et baume; pas de couvre-objets.

La méthode de Cox donne comme la méthode au chromate d'argent de meilleurs résultats chez les animaux jeunes. Nos plus belles préparations ont été faites avec l'écorce cérébrale, la corne d'Ammon et le cervelet de lapins de 20 à 30 jours. Les coupes présentent sur un fond jaune les cellules et les fibres imprégnées d'un dépôt noir plus ou moins grisâtre.

L'avantage principal de la méthode de Cox est de colorer un grand nombre de cellules et de ne pas donner lieu à des précipités dans les parties superficielles des pièces. Elle se prête très bien à l'imprégnation dans leur totalité, de cerveaux de cobaye nouveau-né, de rat ou de souris de 1 mois. Ce qui est précieux aussi dans cette méthode, c'est qu'on peut colorer ensuite les coupes par le carmin de Grenacher ou l'hématoxyline.

Du reste, les renseignements fournis par la méthode de Cox sont les mêmes que ceux de la méthode de Golgi. Il est à remarquer seulement que les plus fines collatérales y apparaissent, grâce à la faible opacité du précipité métallique, plus pâles que dans les préparations au chromate d'argent.

ADDENDUM

De toutes récentes recherches faites sur les embryons de mammifère et de poulet nous ont amené à modifier quelque peu le schéma des collatérales horizontales des radiculaires postérieures décrites à la page 21 et suivantes.

La branche principale et les branches de bifurcation ascendante et descendante ne donnent pas des collatérales ayant même longueur et même destination.

Nous avons vu, en effet, que les collatérales des radiculaires postérieures étaient les unes longues et les autres courtes.

Les collatérales *longues* partent de la tige principale et de la portion de ses deux branches qui est voisine de la bifurcation ; elles constituent un faisceau antéro-postérieur qui traverse radialement la corne postérieure pour se porter vers les cellules radiculaires de la corne antérieure. En se terminant, elles forment un plexus qui embrasse le corps et les ramifications protoplasmiques de ces cellules. Ces collatérales servent de voie ordinaire aux réflexes. C'est notre voie *sensitivo-motrice*, la voie *reflexo-motrice* de Kœlliker.

Les collatérales *courtes* naissent du reste du trajet des fibres de bifurcation ascendante et descendante et se portent comme les terminaisons de ces fibres, à travers la substance de Rolando vers les cellules de la colonne de Clarke et de la tête de la corne postérieure, cellules qu'elles entourent de leurs ramifications terminales.

Les inductions physiologiques que nous avions tirées des faits observés conservent toute leur valeur malgré cette modification : Les excitations faibles parviennent aux cellules radiculaires antérieures d'un segment limité de la moelle par les fibres collatérales longues; les excitations fortes dérivent en outre par les collatérales courtes pour se transmettre, par l'intermédiaire de la colonne de Clarke, à la voie cérébelleuse ascendante, et, grâce aux cellules commissurales de la corne postérieure, soit au *faisceau fondamental* du cordon latéral du même côté, soit au cordon antéro-latéral du côté opposé.

Bien que par les méthodes anatomiques on ne soit pas encore arrivé à démontrer l'existence d'une voie *spéciale*, supplémentaire de la voie cérébelleuse, et destinée à la transmission des excitations sensitives à longue distance, c'est à dire au cerveau, on se trouve de par les faits (brièveté des voies fournies par les radiculaires postérieures dans la moelle, absence totale de leur entrecroisement), obligé à admettre cette voie. Elle serait établie par les cylindres axes très longs de cellules spéciales dites *sensitives centrales*, siégeant dans tous les points de la moelle et du bulbe où viennent se faire les terminaisons des radiculaires postérieures. Ces cylindres axes, après s'être entrecroisés dans le bulbe au niveau du ruban de Reil, ou, comme le croit van Gehuchten, tout le long de la moelle au niveau de la commissure antérieure, iraient porter l'excitation aux panaches périphériques des cellules pyramidales du côté opposé (1).

(1) Le lecteur modifiera aisément par la pensée, dans le sens de cette description, les indications des figures 2, 5 et 6.

XIII. — BIBLIOGRAPHIE

La liste bibliographique suivante ne contient que les travaux se rapportant d'une façon toute particulière à la conception actuelle de la structure du système nerveux, ou basés sur les résultats des nouvelles méthodes d'examen. Nous avons cité même les travaux les plus récents dont nous avons eu connaissance.

RÉSUMÉS GÉNÉRAUX.

FOREL : Einige hirnanatomische Betrachtungen u. Ergebnisse. *Arch. f. Psychiatrie u. Nervenkrankheiten.* Bd. XVIII. 5 Heft. 1887.

CAJAL : Conexión general de los elementos nerviosos. *La medicina práctica.* N.° 88. 1889.

HIS : Histogenese und Zusammenhang der Nervenelemente. *Referat. in der anat. Section des Intern. medic. Congresses zu Berlin. Sitzung. vom. 7 August.* 1890.

CAJAL : Réponse à M. Golgi à propos des fibrilles collatérales de la moelle et de la structure générale de la substance grise. *Anat. Anzeiger.* 1890.

A. KÖLLIKER : Discours d'ouverture des sessions de la Société anatomique allemande. Munich. 1891. *Verhandlungen der anatomischen Gesellschaft.*

VAN GEHUCHTEN : Les découvertes récentes dans l'anatomie et l'histologie du système nerveux central. *Conférence donnée à la Société belge de microscopie, le 25 Avril* 1891.

Von Lenhossék : Neuere Forschungen über den feineren Bau des Nervensystems. 14 Mai. 1891.

Riese : Ueber die Technick der Golgi'schen Schwarzfärbung durch Silbersalze und über die Ergebnisse derselben. *Centralblatt f. Allgemeine Pathol. u. pathologische Anatomie*. N.º 12. 1891.

Golgi : La rete nervosa diffusa degli organi centrali del sistema nervoso. *Estratto dei Rendiconti del R. Instit. lombardi*. Ser. 2. Vol. XXIV. Abril. 1891.

W. Waldeyer : Ueber einige neuere Forschungen im Gebiete der Anatomie des Centralsystems. *Deutsche medicinische Wochenschrift*. N.º 44. 1891. Traduit en français par le Dr Devic, dans *Province médicale*. 1893 et 1894.

Cajal : Significación fisiológica de las expansiones protoplasmáticas y nerviosas de las células de la substantia gris. *Memoria leida en el Congreso médico valenciano. Sesión del 24 Junio de 1891. Revista de Ciencias Médicas de Barcelona*. Nº 22 y 23. 1891.

Obersteiner : Die neueren Anschauungen über den Aufbau des Nervensystems. *Sonder-Abdruck aus der Naturwissenchaftlichen Rundschau. Jahrg*. VII. Nº. 1 u. 2. 1892.

J. Dagonet : Les nouvelles recherches sur les éléments nerveux. *La medecine scientifique*, pp. 11, 20, 38, 55 et 69. 1893

V. Izquierdo : Los progresos de la Histologia de la médula espinal y del bulbo raquideo. Santiago de Chile. 1893.

Kölliker : Handbuch der Geweblehre des Menschen. 2 Brand Elements des Nervensystems, Rückenmark, etc. 1893.

Van Gehuchten : Le système nerveux de l'homme. 1893.

L. Edinger : Zwölf Vorlesungen über den Bau der nervösen Central-Organen. 3 Auflage. Leipzig. 1892.

W. His : Ueber den Aufbau unseres Nervensystems. *Gesellschaft deutscher Naturforscher und Aerzte Verhandlungen*, 1893; Leipzig, 1893; et *Berliner Klin. Wochenschrift*, N.º 40, 41, 1893.

Berder : La cellule nerveuse. *Thèse d'habilitation*. Lausanne, 1893.

MOELLE ÉPINIÈRE.

Golgi : Ueber den feinern Bau des Rückenmarks. *Anat. Anzeiger*, n.º 13 y 14. 1890. Reproduction d'un travail antérieur intitulé : Studi istologici sul midollo spinale. *Communic. fatta al 3.º Congr. freniatr. ital. tenuto in Reggio-Emilia*. Sett., 1880.

Golgi : La cellula nervosa motrice. *Atti del IV Congr. freniat. tenuto in Voghera. Sett., 1883.*

NANSEN : The Structure and combination of the Histological Elements of the Central Nervous Systems. *Bergens Museums Aarsberetning*. f. 1886. Bergen, 1887.

CAJAL : Contribución al estudio de la estructura de la médula espinal. *Revista trimestral de Histologia*. 1889, n.º 3 y 4.

— Sur l'origine et les ramifications des fibres nerveuses de la moelle embryonnaire. *Anatomischer Anzeiger*, n.º 3 et 4. 1890.

KÖLLIKER : Ueber den feineren Bau des Rüchenmarks. *Sitzungsber. der Wurzb. Phys. Med. Gesellsch.* Marz, 1890.

CAJAL : Nuevas observaciones sobre la estructura de la médula espinal de los mamiferos. Abril, 1890.

— Sobre la aparición de las expansiones celulares en la médula embrionaria. *Gaceta sanitaria de Barcelona*. Agosto, 1890.

— A quelle époque apparaissent les expansions des cellules nerveuses de la moelle épinière du poulet. *Anatomischer Anzeiger*, n.º 21. 1890.

VON LENHOSSÉK : Ueber Nervenfasern in hinteren Wurzeln welche aus dem Vorderhorn entspringen. *Anat. Anzeiger*, n.º 13 et 14. 1890.

— Zur Kenntniss der ersten Entstehung der Nervenzellen und Nervenfasern beim Vogelembryo. *Arch. f. Anat. und Physiol. Anat. Abtheilung*. 1890.

KÖLLIKER : Das Rückenmark. *Zeitschrift f. wissensch. Zool.* B. LI. tt. I. 1890.

K. SCHAEFFER : Vergleichend-anatomische Untersuchungen über Rückenmarksfaserung. *Arch. f. mik. Anat.* XXXVIII. 1890.

L. AUERBACH : Zur Anatomie der Vorderseitenstrangreste. *Virchow's Archiv. f. pathol. Anat. u. Physiol. u. f. Klinische Medicin. 121.* Band, 1890.

EDINGER : Einiges vom Verlauf der Gefühlsbahnen im centralen Nervensystems. *Deutsch. Med. Wochenschr.*, n.º 20. 1890.

P. RAMÓN : Las fibras colaterales de la substancia blanca en las larvas de batracio. *Gac. sanitaria de Barcelona*. Octubre, 1890.

G. RETZIUS : Zur Kenntniss des centralen Nervensystems von Amphioxus lanceolatus. 2º. Zur Kenntniss des centralen Nervensystems von Myxine glutinosa. *Biologische Untersuchungen. Neue Folge*. 112. 1891.

M. LAVDOWSKY : Vom Aufbau des Rückenmarks. *Arch. f. mikros. Anat.* Bd. XXXVIII. 1891.

CLAUDIO SALA : Estructura de la médula espinal de los batracios. Febrero de 1892, Barcelona.

CAJAL : Pequeñas comunicaciones anatómicas. La médula espinal de los reptiles y la substancia gelatinosa de Rolando. 1891.

Von Lenhossék : Beobachtungen an den Spinalganglien und dem Rückenmark von Pristiurusembryonen. *Anat. Anzeiger*, N.° 16 u. 17. 1892.

G. Sclavunos : Beiträge zur feineren Anatomie des Rückenmarkes der Amphibien. *Separatdr. aus der Festschrift zum 50 jährigen Doctorjubiläum des Herrn Geheimrat Prof. v. Kölliker*. Octobre, 1892.

Von Lenhossék : Der feinere Bau des Nervensystems im Lichte neuster Forschungen. 1893. Traduit en français dans le *Journal des Connaissances médicales.*, par M. Chrétien, 1893.

Kölliker : Der feinere Bau des verlängerten Markes. *Anatomischer Anzeiger*, n.° 14 u. 15. 1891.

Charpy : Sur deux points récents de l'anatomie des centres nerveux. *Midi médical*. 1892.

Retzius : Zur Kenntniss der ersten Entwicklung der nervösen Elemente im Rückenmarke des Hühnchens. *Biologische Untersuchungen*. Bd. V. 1893.

— Die nervösen Elemente im Rückenmarke der Knochenfische. *Biologische Untersuchungen*. Bd. V. 1893.

CERVELET.

Golgi : Sulla fina anatomia degli organi centrali del sistema nervoso. 1886.

Fusari : Untersuchungen über die feinere Anatomie des Gehirnes des Teleostier. *Intern. Monatschr. f. Histol. u. Physiol.* 1887.

Cajal : Sobre las fibras nerviosas de la capa molecular del cerebelo y estructura de los centros nerviosos de las aves. *Revista trimestral de Histologia*, N°. 1 y 2. 1888.

— Sobre las fibras nerviosas de la capa granulosa del cerebelo. *Revista trimestral de Histologia*, N.° 4, 1889.

— Sur l'origine et la direction des prolongements nerveux de la couche moléculaire du cervelet. *Intern. Monatschrift f. Anat. u. Physiol.* Bd. VI. 1889.

— Sur les fibres nerveuses de la couche granuleuse du cervelet et sur l'évolution des éléments cérébelleux. *Intern. Monatschr. f. Anat. u. Physiol.* Bd. VIII. 1890.

— A propos de certains éléments bipolaires du cervelet avec quelques détails nouveaux sur l'évolution des fibres cérébelleuses. *Intern. Monatschrift f. Anat. u. Phys.* Bd. VII. 1890.

Kölliker : Zur feineren Anatomie des centralen Nervensystems. Erster Beitrag. Das Kleinhirn. *Zeitschrift f. wiss. Zool. Bd.* 49. H. 4. 1890.

P. Ramón : Notas preventivas sobre la estructura de los centros nerviosos. III. Estructura del cerebelo de los peces. *Gaceta san. de Barcelona*, N°. 1. 1890.

— El encéfalo de los reptiles. IV. Cerebelo. Septiembre 1891.

Van Gehuchten : La structure des centres nerveux : la moelle épinière et le cervelet. *La cellule*. T. VI. 2 fasc. 1890.

G. Retzius : Ueber den Bau der Oberflächenschichte der Grosshirnrinde beim Menchen und bei den Säugethieren. *Biologiska Föreningens Forhandlingar*, 1891.

Von Lenhossék : Demonstrations faites dans les sessions du 18 au 20 mai 1891, à la Société anatomique allemande. Munich.

G. Retzius : Die nervösen Elemente der Kleinhirnrinde, 1892. *Biologische Untersuchungen*. Neue Folge. III, 2.

Schaper : Zur feineren Anatomie des Kleinhirns der Teleostier. *Anat. Anzeiger*, n° 21 et 22, 1893.

Retzius : Ueber die Golgi'schen Zellen und die Kletterfasern Ramon y Cajal's in der Kleinhirnrinde. *Biologische Untersuchungen*. Neue Folge. Bd. IV. 1892.

Cesar Falcone : La corteccia del cervelletto. Napoli, 1893.

H.-J. Berkley : The cerebellar cortex of the Dog. Baltimore, 1893. (Cet auteur ne semble pas connaître les travaux de Golgi, Kölliker et Cajal sur ce sujet).

L. Azoulay : Quelques particularités de la structure du cervelet chez l'enfant. Société anatomique et Soc. de biologie. Mars, 1894.

ÉCORCE CÉRÉBRALE.

Golgi : Sulla fina anotomia degli organi centrali del sistema nervoso. 1886.

Mondino : Ricerche macro-microscopiche sui centri nervosi. Torino, 1887.

Flechsig : Ueber eine neue Färbungsmethode des centralen Nervensystems, etc. *Arch. f. Anat. u. Physiol. Abtheilung*, 5 u. 6, 1889.

Oyarzum : Ueber den feineren Bau des Vorderhirns der Amphibien. *Arch. f. mik. Anat. Bd.* XXXIV, 1889.

Martinotti : Contributo allo Studio della corteccia cerebrale ed all' origine dei nervi. *Annali di freniatria e scienze affini del R. Ma-*

nicomiö di Torino, 1889, et *Internationale Monatschrift f. Anat. und Physiol. Bd.* VII, H. 2. 1890.

CAJAL : Textura de las circunvoluciones cerebrales de los mamiferos inferiores. Noviembre, 1890.

— Sobre la existencia de células nerviosas especiales en la primera capa de las circonvoluciones cerebrales. *Gaceta médica catalana.* Noviembre, 1890.

— Sobre la existencia de bifurcaciones y colaterales en los nervios sensitivos craneales y substancia blanca del cerebro. *Gaceta sanitaria de Barcelona.* Abril, 1891.

— Sobre la existencia de colaterales y bifurcaciones en la substancia blanca de la corteza gris del cerebro. (Pequeñas communicaciones anatómicas). Diciembre, 1890.

— Sur la structure de l'écorce cérébrale de quelques mammifères. *La cellule.* T. VII. 1 fasc., 1891.

— Pequeñas contribuciones al conocimiento del sistema nervioso. II. Estructura fundamental de la corteza cerebral de los batracios, reptiles y aves. Agosto de 1891.

PEDRO RAMÓN : El encéfalo de los reptiles. Septiembre de 1891.

CAJAL : Estructura de la corteza occipital inferior. *Anales de la Soc. esp. de Historia natural.* Série II. Tom. I, cuad. IV. 1893.

ANDRIEZEN : On a system of fibre-cells surrouunding the bloodvessels of the Brain of Man, etc.. *Intern. Monatschrift f. Anat. u. Physiol.* Bd. X. 1893.

CAJAL : Beitrage zur feineren Anatomie des grossen Hirns. — I. Ueber feinere Struktur des Ammonshornes. — II. Ueber den Bau der Binde des unteren Hinterhauptslappens der kleinen Säugethiere. *Zeitschr. f. wissensch. Zool.* Bd. LVI. Heft. 4 1893.

CALLEJA : La region olfatoria del cerebro. Madrid. 1893.

SALA PONS : La corteza cerebral de los aves. Madrid, 1893. Résumé à la *Société de Biologie*, décembre 1893.

P. FISH : The indusium of the callosum. *Journ. of comparative Neurology.* Cincinati. 1893.

RETZIUS : Die Cajal'sche Zellen der Grosshirnrinde beim Menschen und bei Säugethieren. *Biologische Untersuchungen.* Bd. V.

A. THOMAS : Contribution à l'étude de l'évolution des cellules cérébrales par la méthode de Golgi. *Société de Biologie*, 27 janvier 1894.

CORNE D'AMMON ET FASCIA DENTATA.

GOLGI : Sulla fina anatomia degli organi centrali del sistema nervoso. Milano, 1886.

L. Sala : Zur feineren Anatomie des grossen Seepferdefusses. *Zeitschr. f. wissenchaft. Zool.* LII. I, 1891.

K. Schaeffer : Beitrag zur Histologie der Ammonshornformation. *Arch. f. mik. Anat.* Bd. 39. H. 4. 1892.

Cajal : Observaciónes anatomicas sobre la corteza cerebral y asta de Ammon. *Actas de la Sociedad española de Historia natural*, Tom. I 2e serie. Diciembre de 1892.

— Estructura del asta de Ammon con 16 figuras. *Anales de la Sociedad española de historia natural.* Série II. Tom. I. Cuad. IV. 1893.

L. Azoulay : La corne d'Ammon chez l'homme. *Société anatomique*, Janv. 1894, et *Société de Biologie*, Mars, 1894.

BULBE OLFACTIF.

Golgi : Sulla fina struttura dei Bulbi olfatorii. Reggio Emilia. 1875.

W. His : Die Formentwickelung des menschlichen Vorderhirns vom Ende des ersten bis zum Beginn des dritten Monats. *Des XV. Bandes der Abhandl. d. math.-phys.-class. der Königl. Sächsischen Gesellch. d. Wissensch.* N.o VIII. 1889.

P. Ramón : Estructura de los bulbos olfatorios de las aves. *Gac. san. de Barcelona.* Julio de 1890.

Cajal : Origen y terminación de las fibras nerviosas olfatorias. *Gaceta sanitaria de Barcelona.* Diciembre, 1890.

P. Ramón : El encéfalo de los reptiles. III. Bulbo olfatorio. Septiembre de 1891.

Van Gehuchten et Martin : Le bulbe olfactif de quelques mammiféres. *La cellule.* T. VII. 2 fasc. 1891.

Kölliker : Ueber den feineren Bau des Bulbus olfactorius. *Aus den Sitzungsber. der Wurzb. Phys.-med. Gessellschaft.* 19 Dec. 1891.

G. Retzius : Die Endigungsweise des Riechnerven. *Biologische Untersuchungen.* Neue Folge. III. 3. 1892.

MUQUEUSE OLFACTIVE.

Cajal : Nuevas aplicaciones del método de coloración de Golgi. I. Terminación del nervio olfatorio en la mucosa nasal. Septiembre de 1889.

B. GRASSI et CASTRONUOVO : Beiträge zur Kenntniss der Geruchsorgans des Hundes. *Arch. f. mik. Anat.* Bd. XXXIV, 1889.

VAN GEHUCHTEN : Contribution à l'étude de la muqueuse olfactive chez les mammifères. *La cellule.* T. VI. 2 fascic. 1890.

VON BRUNN : Beiträge zur mikroskopischen Anatomie der menschlichen Nasenhöhle. Die Endigung der Olfactoriusfasern im Jacobson'schen Organ des Schafes. *Arch. f. mikros. Anat.* XXXIX. 1892.

VON LENHOSSÉK : Die Nervenursprünge und Endigungen im Jacobson'schen Organ des Kaninchens. *Anatomischer Anzeiger*, N.° 19 u. 20. September. 1892.

RÉTINE.

TARTUFERI : Sull'anatomia della Retina. *Intern. Monatschr. f. Anat. u. Physiol.* 1887.

A. DOGIEL : Ueber das Verhalten der nervösen Elemente in der Retina der Ganoiden, Reptilien, Vögel und Säugethiere. *Anatomischer Anzeiger.* 1888.

— Ueber die nervösen Elemente in der Netzhaut der Amphibien und Vögel. *Anat. Anzeiger.* 1. Mai. 1888.

CAJAL : Morfologia y conexiones de los elementos nerviosos de la retina de las aves. *Revista trimestral de Histologia.* 1.° Mayo, 1888.

— Sur la morphologie et les connexions des éléments de la rétine des oiseaux. *Anatomischer Anzeiger*, N.° 4, 1889.

ELIA BAQUIS : Sulla retina della faina. *Anat. Anzeiger*, N.° 13 et 14, 1890.

CAJAL : Pequeñas contribuciones, etc. III. La retina de los batracios y reptiles. 20 Agosto, 1891.

— Notas preventivas sobre la retina y gran simpático de los mamiferos. *Gaceta san. de Barcelona.* 10 Diciembre, 1891.

A. DOGIEL : Ueber die nervösen Elemente in der Retina des Menschen. *Arch. f. mik. Anat.* Bd. XXXVIII. 1891.

W. KRAUSE : Die Retina. *Inter. Monatschrift f. Anat. u. Physiol.* Bd. VIII. H. 9 u. 10. 1891.

— Die Retina. III. Die Retina der Amphibien. *Internat. Monatschrift f. Anat. u. Physiol.* Bd. IX. H. 4. 1892.

CAJAL : La retina de los teleósteos y algunas observationes sobre la de los vertebrados superiores (batracios, reptiles, aves y mamiferos). *Trabajo leido ante la Sociedad española de Historia natural en la sesión del 1.º Junio de 1892. Anales de la Soc. esp. de Hist. nat.* Tom. XXI. 1892.

— La rétine des vertébrés. *La cellule.* T. IX, fasc. I. 1893.

CENTRES OPTIQUES.

TARTUFERI : Sull'anatomia minuta delle eminenze bigemine anteriori dell'uomo. Milano, 1885.

FUSARI : Untersuchungen über die feinere Anatomie des Gehirnes des Teleostier. *Intern. Monatschr. f. Anat. u. Physiol.* 1887.

CAJAL : Estructura del lóbulo óptico de las aves y origen de los nervios ópticos. *Revista trimestral de Histol.* N.º 3 y 4. Marzo, 1889.

MONAKOW : Experimentelle und pathologisch anatomische Untersuchungen über die optischen Centren u. Bahnen. *Arch. f. Psychiatr. XX.* H. 3. 1889.

P. RAMÓN : Investigaciones de histologia comparada en los centros ópticos de los vertebrados. *Tesis del doctorado.* Madrid, 1890, y El encéfalo de los reptiles. 1891.

— Notas preventivas sobre la estructura de los centros nerviosos. I. Terminación del nervio óptico en los cuerpos geniculados y tubérculos cuadrigéminos. *Gaz. sanit. de Barcelona.* Septiembre de 1890.

CAJAL : Sur la fine structure du lobe optique des oiseaux et sur l'origine réelle des nerfs optiques : *Intern. Monatschr. f. Anat. u. Physiol.* Bd. VIII. Heft. 9 u. 10. 1891.

VAN GEHUCHTEN : La structure des lobes optiques de l'embryon de poulet. *La cellule.* Tom. VIII. 1 fasc., 1892.

GANGLIONS ET TERMINAISONS SENSORIELLES (OUÏE, ETC.).

HIS : Zur Geschichte des menschlichen Rückenmarkes und der Nervenwurzeln. *Abhandl. der Math. phys. Classe d. Kais. Sächs. Gesell. d. Wissensch.* Bd. XIII, n. VI, 1886.

VON LENHOSSÉK : Untersuchungen über die Spinalganglien des Frosches. *Arch. f. mik. Anat. Bd. 26.* 1886.

EHRLICH : Ueber die Methylenblaureaction der lebenden Nervensubstanz. *Deutch. med. Wochenschrift*, n.º 4, 1886.

G. Retzius : Zur Kenntniss der Ganglienzellen des Sympathicus. *Biologiska Föreningens Forhandlingar*. Bd. II. November 1889. n.º 1-2.

C. Arnstein : Die Methylenfärbung als histologische Methode. *Anat. Anzeiger*. Bd. II. n.º 5, 1887.

G. Retzius : Zur Kenntniss des Nervensystems der Crustaceen. *Biologische Untersuchungen*. Neue Folge. I. Stockholm. 1890.

Cajal : Pequeñas comunicaciones anatómicas. I. Sobre la existencia de terminaciones nerviosas pericelulares en los ganglios raquidianos. Diciembre de 1890. Barcelona.

— Nuevas aplicaciones del método de Golgi. II. Sobre la red nerviosa ganglionar de las vellosidades intestinales. Septiembre de 1889.

— Sobra la existencia de bifurcaciones y colaterales en los nervios sensitivos craneales, etc. *Gac. Sanit.* 10 Abril.

— Pequeñas contribuciones, etc. I. Estructura y conexiones de los ganglios simpáticos (embriones de ave). 20 Agosto de 1891. Barcelona.

— Notas preventivas sobre la retina y gran simpático de los mamiferos. *Gaceta sanitaria* del 10 Diciembre de 1891.

— El plexo de Auerbach de los batracios. Febrero de 1892.

Cajal y Cl. Sala : Terminacion de los nervios y tubos glandulares del páncreas de los vertebrados, etc. 28 de Diciembre. 1891.

W. Biedermann : Ueber den Ursprung und die Endigungsweisse der Nerven in den Ganglien wirbelloser Thiere. *Jenaische Zeitchrift f. Naturwissenschaften*. Bd. 29. 1891.

Von Lenhossék : Ursprung, Verlauf und Endigung der sensibeln Nervenfasern beim Lumbricus. *Arch. f. mikros. Anat.* Bd. 39. 1892.

G. Retzius : Ueber den Typus der sympathischen Ganglienzellen der höheren Thiere. *Biologische Untersuchungen*. Neue Folge. III.

— Zur Kenntniss des Nervensystems der Crustaceen. *Biologische Untersuchungen*. Neue Folge. I. 1890. Zur Kenntniss des centralen Nervensystems des Wurmes. Neue Folge. II. 1891. Das Nervensystem der Lumbricinen. Neue Folge. III. 1892.

Van Gehuchten : Contribution à l'étude des ganglions cérébro-spinaux. *La cellule*. T. VIII. 2 fasc. Juin. 1892.

— Nouvelles recherches sur les ganglions cérébro-spinaux. *La cellule*. T. VIII. 2 fasc. Août. 1892.

— Les cellules nerveuses du sympathique chez quelques mammifères et chez l'homme. *La cellule*. Tom. VIII. 1 fasc. 1892.

Luigi Sala : Sulla fina anatomia dei ganglii del simpatico. (Note). *Monitore zoologico italiano*. 31 Agosto 1892. Anno III. N.º 7-8.

VON LENHOSSÉK : Beobachtungen an den Spinalganglien u. dem Rückenmark von Pristiurus Embryonen. *Anat. Anz.* Bd. VII. N.o 16-17. 1892.

ERIK MULLER : Zur Kenntniss der Ausbreitung und Endigungsweise der Magen-Darm- und Pancreas-Nerven. *Arch. f. mik. Anat.* XL. Bd. H. 3. 1892.

BERKLEY : The nerves and nerve endings of the mucous layer of the ileum, etc. *Anatomischer Anzeiger.* Bd. VIII. n.o 1. 1893.

CAJAL : Los ganglios y plexos nerviosos del intestino de los mamiferos. Madrid, 1893. *Résumé à la Société de Biologie.* Déc. 1893.

VON LENHOSSÉK : Die Nervenendigungen in den Maculæ und cristæ acusticæ. Sonder-Abdruck aus den « Anatomischen Heften ». Herausgegeben von F. Merkel u. Bonnet.

F. MALL : Histogenesis of the retina in Amblystoma and Necturus. *Journal of Morphologie.* Vol. VIII. no 2. Boston, 1893. (Cet auteur ne semble pas connaître le mémoire de Cajal : La rétine des vertébrés. *La cellule.* 1892).

VAN GEHUCHTEN : Les nerfs des poils. Bruxelles. 1893.

G. SCLAVUNOS : Ueber die feineren Nerven und ihre Endigungen in den männlichen Genitalien. *Anatomischer Anzeiger*, N.o 1 u. 2. 1893.

RETZIUS : Weiteres über die Endigungsweise des Gehörnerven. Biologischen Untersuchungen. Bd. V. 1893.

NÉVROGLIE.

GOLGI : Sulla fina anatomia degli organi centrali del sistema nervoso. Milano, 1885.

PETRONE : Intorno allo studio della struttura della neuroglia dei centri nervosi cerebrospinali. Not. prev. *Gaz degli Ospitali.* 1887.

MAGINI : Neuroglia e cellule nervose cerebrali nei feti. *Atti dell XII Congresso medico.* Pavia, 1888.

FALZACAPPA : Genesi della cellula nervosa e intima struttura del sistema centrale nervoso degli uccelli. *Bolet. della società di naturalisti* in Napoli. Ser. I, vol. II. 1888.

CAJAL : Voir ses Mémoires sur la moelle, le cerveau et le cervelet surtout. *Anatomischer Anzeiger,* N.o 3 y 4, 1890, et *Revista trimestral de Histol.*, N.o 3 y 4. 1889. Pequeñas contribuciones al conocimiento del sistema nervioso. Agosto de 1891, etc.

LACHI : Contributo alla istogenesi della neuroglia nel midollo spinale del pollo. Pisa, 1890.

KÖLLIKER : Das Rüchenmark. *Zeitschr. f. wissensch. Zool.* LI. 1, 1890.

RETZIUS : Zur Kenntniss der Ependymzellen der Centralorgane. *Verhandl. d. Biologisch. Vereins.* 1891.

— Zur Kenntniss des centralen Nervensystems von Myxine glutinosa. *Biologische Untersuchungen.* Neue Folge. II. 1891.

VON LENHOSSÉK : Zur Kenntniss der Neuroglia des menschlichen Rückenmarks. *Verhandl. d. anatomisch. Gesellschaft.* 18-20 Mai. 1891.

CL. SALA : Estructura de la médula espinal de los batracios. Febrero, 1892.

RETZIUS : Studien über Ependym und Neuroglia. *Biologische Untersuchungen.* Neue Folge. 1893.

F.-P. DE BONO : Sulla nevroglia del nervo ottico e del chiasma in taluni vertebrati. *Communicazione preventiva al XIII Congresso dell' Associazione ottalmologica italiana in Palermo,* 1892 ; *Archivio di ottalmologia,* 1893.

L. AZOULAY : L'origine et l'aspect des cellules de la névroglie dans les centres nerveux de l'enfant. *Soc. anat. et de Biologie.* Mars 1894.

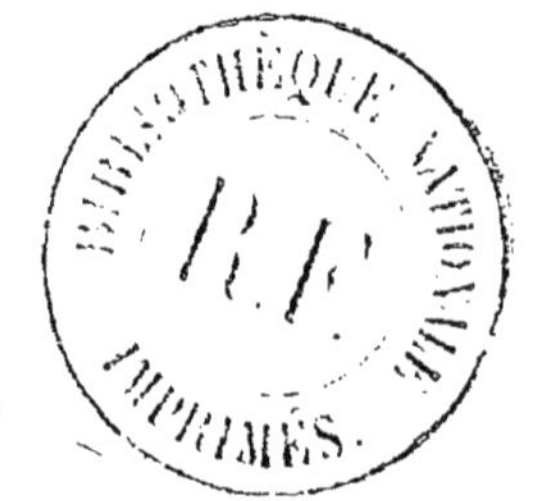

TABLE DES MATIÈRES

ERRATA

Page 37, ligne 7. Au lieu de : *se ramifie en une cellule,* etc., lire : *se ramifie sur une cellule,* etc.

Page 44, ligne 31. Au lieu de : (*Fig. 12 A*), lire : (*Fig. 13 A*).

Pages 51 et 52, en en-tête. Au lieu de : *cervelet,* lire : *écorce cérébrale.*

Page 53, ligne 12. Au lieu de : *étant ainsi connu,* lire : *étant déjà connu.*

Page 80, ligne 8. Au lieu de : *et de la sphère motrice,* lire : *et la sphère motrice.*

Page 158, ligne 2. Au lieu de : *en même temps se produit,* lire : *en même temps il se produit.*

DOLE. — TYPOGRAPHIE CH. BLIND.

BIBLIOTHEQUE NATIONALE DE FRANCE

www.ingramcontent.com/pod-product-compliance
Ingram Content Group UK Ltd.
Pitfield, Milton Keynes, MK11 3LW, UK
UKHW012208240726
13966UKWH00002B/646